AF300172

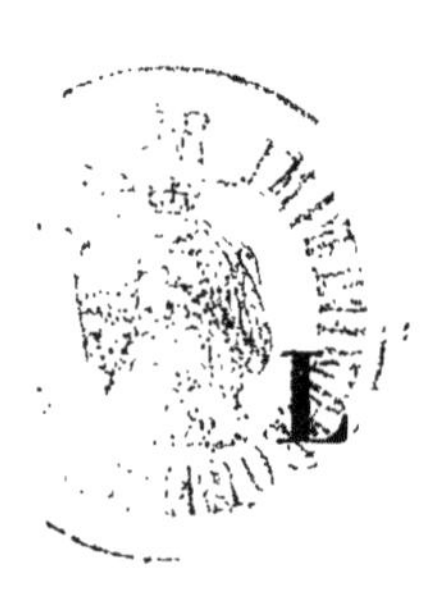

LEÇONS

SUR

L RÉFRACTION

ET

L'ACCOMMODATION

Paris. — Imprimerie de E. MARTINET, rue Mignon, 2.

LEÇONS

SUR

LA RÉFRACTION

ET

L'ACCOMMODATION

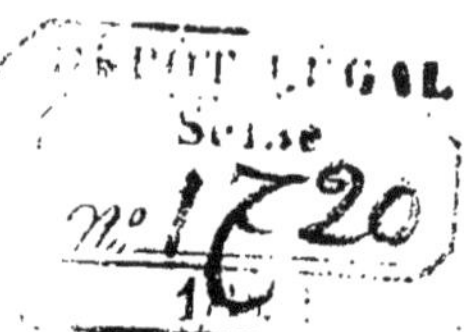

PROFESSÉES A L'ÉCOLE PRATIQUE DE LA FACULTÉ DE MÉDECINE DE PARIS

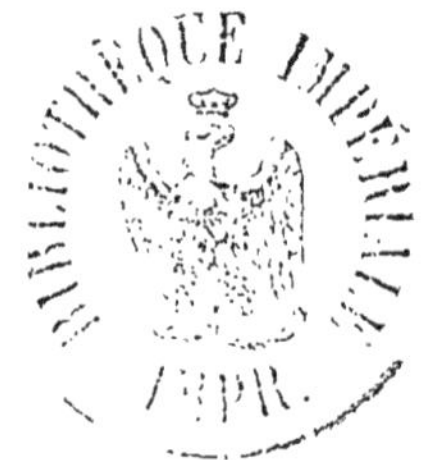

PAR

LE DOCTEUR EDOUARD MEYER

Chevalier de la Légion d'honneur

RECUEILLIES

Par le docteur A. L. ROULET, de Neuchatel (Suisse)

REVUES ET APPROUVÉES PAR LE PROFESSEUR

PARIS

LIBRAIRIE CHAMEROT ET LAUWEREYNS

RUE DU JARDINET, 13

1869

PRÉFACE.

Pour être à même de juger et de soigner consciencieusement les anomalies de la vision, il importe, avant tout, de connaître les différentes fonctions de l'organe visuel, lesquelles, intimement liées pour le résultat final, conservent cependant une certaine indépendance physiologique et pathologique.

Chacun de ces éléments fonctionnels : transparence des milieux, structure des enveloppes membraneuses, système musculaire, réfraction, accommodation, transmission nerveuse, chacun de ces éléments, dis-je, peut devenir le siége d'anomalies et la cause de troubles visuels.

Nos connaissances actuelles sur ce sujet ont fait dernièrement des progrès si vastes, et se sont enrichies d'un si grand nombre de faits, qu'il ne faut pas moins de trois semestres pour le cours complet d'ophthalmologie que je professe deux fois par semaine à l'École pratique de la Faculté de médecine de Paris. Cependant j'y poursuis avant tout un but pratique, en faisant connaître principalement les résultats avérés des études spéciales, et en insistant surtout sur leurs rapports avec la pathologie générale du corps. La marche que ces études ont dû suivre n'y est présentée que dans ses points saillants, et dans les faits qui contribuent le plus à encourager à des études ultérieures, en démontrant jusqu'à quelle hauteur le génie de nos maîtres en physiologie et en ophthalmologie a pu s'élever, et sur quels points de la science il reste encore à travailler pour compléter notre savoir.

L'intérêt que ces leçons d'ophthalmologie, exemptes de tout mérite oratoire, ont paru inspirer par l'utilité et l'importance du sujet même, joint au désir de l'éditeur, m'ont décidé à autoriser la publication d'une première partie de mon cours.

Si j'ai choisi justement les phénomènes de la réfraction, de l'accommodation et de leurs anomalies, je dois avouer que le désir de démontrer le degré de précision auquel l'ophthalmologie est arrivée actuellement, m'y a déterminé d'abord. En effet, nulle part ce caractère de précision, qui doit être ambitionné par toutes les branches de la médecine, ne ressort mieux que de l'étude de ces anomalies, si bien connues maintenant, grâce aux travaux de Helmholtz, Donders, de Graefe. Les travaux originaux, dans lesquels ces maîtres traitent ce sujet, sont en grande partie hérissés de chiffres, de considérations physiques et mathématiques qui effrayent la plupart des médecins, et il m'a paru désirable que ces travaux fussent résumés dans leurs résultats pour être utilement vulgarisés parmi nos confrères.

Si cette première considération n'a pas été sans influence sur le choix du sujet, j'y ai été définitivement engagé par la pensée que cette partie de l'ophthalmologie ne se trouve représentée ni dans les traités classiques de médecine et de chirurgie, ni dans l'enseignement clinique des hôpitaux. Il est pourtant juste de reconnaître que M. le professeur Gavarret, dans son excellent cours de physique médicale, expose ce sujet d'une manière complète au point de vue de l'optique physiologique, mais la nature même de son cours écarte naturellement de ses savantes leçons les rapports entre les fonctions physiques de l'œil et les conditions anatomiques, dont la liaison intime gouverne l'exercice de l'acte visuel.

Il reste donc sous ce rapport une véritable lacune. En effet, tandis qu'il n'y a guère de salle de chirurgie où l'on ne puisse étudier des exemples d'ophthalmies externes, tandis que les maladies profondes de l'œil sont maintenant recherchées dans tous les services à l'aide de l'ophthalmoscope, et que la chirurgie oculaire est pratiquée, à l'occasion, par tous les chirurgiens, l'enseignement pratique fait entièrement défaut quant aux maladies qui résultent des anomalies de la réfraction et de l'accommodation de l'œil.

Encore pourrait-on expliquer ou justifier ce fait en disant que ces maladies sont rares et de peu d'intérêt pratique? Assurément non, si l'on veut réfléchir que les troubles visuels provoqués par le défaut ou l'excès du pouvoir réfringent de l'œil, sont ceux que l'on corrige habituellement par les moyens optiques, et que le nombre de personnes obligées à en faire usage compte par millions dans le monde civilisé. Ajoutons à cela que, grâce à ces études, tout un groupe de soi-disant amblyopies et amauroses a été reconnu comme appartenant en réalité aux anomalies de la réfraction, et que par conséquent un emploi rationnel de moyens optiques doit remplacer favorablement, dans ces cas, les tortures du rigoureux traitement auquel on expose, sans résultat, ces malades prétendus amaurotiques. Ne doit-on pas rappeler aussi, à cette occasion, que c'est une faiblesse d'accommodation qui devient souvent la cause première de migraines et de troubles nerveux, qui restent naturellement rebelles au traitement ordinaire tant que la cause même n'a été recherchée, reconnue et corrigée par les moyens appropriés.

Il serait facile de multiplier ces exemples, mais il suffira, je pense, de ceux que je viens de citer, pour démontrer l'importance de ces études auxquelles j'ai consacré les leçons suivantes. J'y ai suivi exactement, dans les éléments de l'exposition ainsi que dans la méthode, le livre classique que M. Donders a publié sur ce même sujet.

Mon chef de clinique, M. le docteur Roulet, a rédigé ces leçons en apportant à ce travail une connaissance déjà approfondie des questions qui s'y rattachent.

De nombreuses figures sur bois ont été intercalées dans le texte de ce livre pour donner plus de clarté aux descriptions, et nous y avons ajouté une feuille des excellentes échelles typographiques de Snellen (1).

E. M.

---

(1) La quatrième édition de ces échelles vient de paraître chez G. Baillière.

LEÇONS

SUR LES

MALADIES DES YEUX

LA RÉFRACTION ET L'ACCOMMODATION DE L'ŒIL
ET LEURS ANOMALIES.

LEÇON D'INTRODUCTION.

Lorsqu'on commence les études ophthalmologiques, on ne se rend pas d'abord bien compte de la grande diversité d'anomalies qui constituent les maladies des yeux, et réclament chacune une étude spéciale. Ce n'est que lorsqu'on analyse de plus près les conditions d'une vision distincte que l'on comprend combien une fonction si complexe doit être sujette à des troubles variés.

En effet, pour qu'une image nette des objets extérieurs se forme sur la rétine, condition essentielle de la vision, il faut d'abord que les milieux réfringents de l'œil soient transparents, puis que les membranes qui reçoivent l'image soient elles-mêmes saines, puis encore qu'il existe un rapport exact entre la force de réfraction et la longueur de l'œil. Il faut de plus, pour que la vision ait lieu, que le nerf optique soit sain et puisse transmettre au cerveau les impressions visuelles. Il est encore nécessaire, pour bue l'objet regardé des deux yeux soit vu simple et sous toutes ses faces, que l'appareil musculaire de l'œil fonctionne d'une manière normale. Enfin il ne faut pas que la vision soit gênée par des sécrétions anormales ou des états inflammatoires des appareils accessoires de l'œil.

Si maintenant nous réfléchissons que chacune de ces conditions est sujette à des troubles variables, nous comprendrons aisément que l'ophthalmologie offre un vaste champ aux investigations du médecin. Grande était l'erreur de ceux qui croyaient que ce domaine se réduisait à l'étude des ophthalmies et de la cataracte. Non moins grande l'erreur qui confine l'ophthalmologie dans l'étude des lésions oculaires à l'aide de l'ophthalmoscope. Certes, la découverte de Helmholtz a révolutionné la science, autant au moins que l'auscultation l'a fait pour les maladies thoraciques : mais vouloir baser toute l'ophthalmologie sur l'ophthalmoscope, ce serait faire une œuvre aussi vaine que de vouloir diagnostiquer, connaître et traiter toutes les maladies thoraciques à l'aide des seules lumières que nous donne le stéthoscope.

Au début de ces leçons nous voulons passer en revue tous les divers groupes des affections des yeux, en insistant sur les grands progrès accomplis depuis une quinzaine d'années en ophthalmologie.

Par leur siége anatomique les maladies des yeux occupent :

1° Le globe oculaire.

2° Les organes accessoires, muscles, appareil lacrymal et paupières.

Les affections qui atteignent ces dernières parties constituent principalement le groupe des *ophthalmies externes*. Beaucoup sont d'un diagnostic aisé, surtout à cause de la facilité de l'exploration. Cependant quand on prend chacune de ces affections à part, on voit que les progrès réalisés sont très-importants. Ainsi, pour ne parler que de l'*appareil lacrymal*, il y a longtemps que l'on connaissait le symptôme par lequel débutent la plupart des affections qui y ont leur siége : nous avons nommé le *larmoiement*. Ce premier symptôme, dont la cause la plus fréquente, les rétrécissements des conduits lacrymaux ou du canal nasal, n'était pas encore suffisamment étudiée, fut traité tant bien que mal par les astringents, le plus souvent sans résultat durable. Aussi l'affection faisait-elle des progrès, le sac lacrymal devenait malade, il se produisait une tumeur, une fistule, etc. Alors on détruisait le sac, et naturellement le larmoiement persistait souvent, la glande lacrymale et la conjonctive continuant à sécréter. Aujourd'hui on a étudié de plus près les causes du symptôme larmoiement : on a trouvé qu'il dépendait, dans le plus grand nombre des cas, d'un rétrécissement des voies lacrymales, lequel peut siéger aussi bien entre le point lacrymal et le sac que dans le canal nasal. Cette observation a conduit les chirurgiens, parmi lesquels nous devons citer ici M. Bowman, à inciser les rétrécissements des conduits lacrymaux, à dilater progressivement ceux du canal nasal, en y pénétrant par les points lacrymaux.

En attaquant ainsi les affections de l'appareil lacrymal

dès leur début, nous prévenons des désordres plus graves, et nous ne nous trouvons dans la triste nécessité de pratiquer encore la destruction du sac que lorsque l'affection, souvent par la faute du malade lui-même, est trop avancée pour être traitée efficacement par le cathétérisme.

Les progrès ne sont pas moindres dans le groupe des *affections musculaires* de l'œil. On connaissait bien l'anatomie de ces muscles, moins bien leur physiologie. On enseignait, par exemple, que le droit inférieur attire l'œil en bas; on ne savait pas qu'en même temps il tourne l'œil en dedans, et que pour le mouvement direct en bas, son action s'associe à celle du grand oblique. L'étude des mouvements de l'œil, entreprise et menée à perfection par MM. Donders, Meissner et de Graefe, est d'une importance capitale pour le diagnostic des paralysies musculaires en particulier, et ces paralysies elles-mêmes sont souvent un des éléments principaux du diagnostic des maladies cérébrales.

L'étude faite pour les déviations paralytiques a été continuée pour les déviations non paralytiques. Cette question du *strabisme* a été d'abord envisagée au point de vue spécial du traitement par la ténotomie. On a voulu juger la méthode opératoire d'après les résultats pratiques obtenus dans des ténotomies faites sans diagnostic bien précis, sans indications nettement posées. Maintenant que l'on a étudié le strabisme plus à fond, en s'appuyant sur la physiologie pour l'étude étiologique, sur les exigences de la vision binoculaire et les notions de la mécanique pour le traitement, on est arrivé à des résultats d'une certitude on peut dire mathématique dans ces questions naguère si embrouillées.

Les *ophthalmies externes*, conjonctivites, kératites, iritis, avaient été étudiées par l'ancienne école allemande (Beer, Weller, Jaeger père, Juengken), au point de vue de leurs causes. Mais en les classifiant d'après ces causes empruntées à la pathologie humorale d'alors, on avait considérablement négligé l'étude de leur siége anatomique. L'école française, et Velpeau en particulier, prenant surtout en considération le siége de la maladie dans tel ou tel tissu, décrivaient des *conjonctivites*, des *kératites*, des *iritis*, etc., et non plus des ophthalmies scrofuleuses, lymphatiques, herpétiques, rhumatismales, arthritiques, etc. Nous ne pouvons sans doute nier que la cause n'exerce une certaine influence sur la nature de la maladie, sur sa marche et même sur son siége anatomique. Ainsi le froid agit surtout sur la muqueuse, la scrofule sur le bord des paupières, la syphilis sur l'iris. Mais la cause de l'affection ne donne cependant pas, du moins en général, un cachet spécial aux symptômes. Le siége anatomique seul peut donc servir à une bonne classification; pour les subdivisions ultérieures, on prendra en considération les produits de l'inflammation (mucus, pus, dépôts plastiques), ou une localisation plus spéciale (kératites marginales, parenchymateuses, etc.).

Dans le traitement des ophthalmies externes, l'emploi du nitrate d'argent, considéré toujours comme un des agents principaux contre ces maladies, a été régularisé et perfectionné : on n'emploie plus guère que le crayon de nitrate d'argent mitigé par le nitrate de potasse; on neutralise par le sel marin l'excès du caustique employé et on lave soigneusement la partie touchée. De plus, on a reconnu les grands avantages d'un emploi méthodique de l'*eau* froide, tiède ou chaude, suivant les indications. Enfin on a découvert dans l'atropine un moyen de traitement très-puissant dans les cas de kératites et d'iritis. Elle agit non-seulement comme antispasmodique, mais encore en diminuant la pression intra-oculaire, ce qui est fort important lorsqu'une kératite a diminué la force de résistance de la cornée. De plus, elle sert à dilater la pupille, et par cela même à éloigner le bord de l'iris d'une ulcération centrale de la cornée. Elle immobilise l'iris dans l'iritis, empêche les dépôts de pigment sur la capsule du cristallin, prévient et détruit les adhérences de l'iris et de la capsule.

Ces *synéchies* fréquentes, on peut même dire inévitables dans les maladies de l'iris et de la choroïde lorsque celles-ci sont abandonnées à elles-mêmes, présentent le plus grand danger pour l'œil. Retenant l'iris dans ses mouvements incessants, elles provoquent des tiraillements qui irritent cet organe. Lorsqu'elles envahissent tout le pourtour de la pupille, elles empêchent la communication entre les parties profondes de l'œil et la chambre antérieure. Cette communication est nécessaire pour maintenir l'équilibre, de la tension intra-oculaire, et lorsqu'elle est interrompue, la pression augmente en arrière de l'iris, la chambre antérieure se rétrécit, la rétine et le nerf optique sont comprimés, et il se produit ainsi un ensemble de symptômes qui amènent souvent insidieusement et fatalement la perte complète de la vision. Pour rétablir cette communication si importante entre les parties profondes de l'œil et la chambre antérieure, M. de Græfe a proposé l'*iridectomie*, qui maintenant est adoptée et pratiquée par tous les ophthalmologistes. Cette opération, employée contre les iritis chroniques à larges synéchies, est souvent l'unique moyen de préserver l'œil d'une perte complète de la vision.

Dès que l'on eut observé que l'un des premiers effets de l'iridectomie est de *diminuer la pression intra-oculaire*, M. de Græfe songea à l'appliquer au traitement d'une maladie jusqu'alors incurable, le *glaucome*. Les recherches du savant professeur sur la pathogénie et le traitement du glaucome dans ses diverses variétés sont à bon droit considérées comme un des progrès les plus brillants de la science moderne. Grâce à l'instrument de Helmholtz, nous pouvons reconnaître le glaucome dès son début, et grâce à M. de Graefe, nous possédons dans l'iridectomie un moyen sûr d'arrêter cette maladie dans sa marche fatale.

Il y a quinze ans encore, le cristallin semblait être une barrière opposée à nos investigations sur le vivant, toute maladie siégeant en arrière du cristallin était une *amblyopie* ou une *amaurose*. On ne cherchait que dans l'état général des malades des indications pour un diagnostic plus précis ou pour le traitement. On se servait, il est vrai, de l'éclairage artificiel pour le diagnostic des affections de la cornée et du cristallin, et même pour reconnaître la cataracte à son début (Samson, Laugier). Les *phosphènes* permettaient bien d'étudier la sensibilité de la rétine à la pression, mais non la sensibilité à la lumière.

C'est alors que Helmholtz inventa l'*ophthalmoscope*, qui pour l'organe visuel nous rend les mêmes services que nous rendrait un instrument qui nous ferait voir l'intérieur du crâne ou de l'abdomen. Grâce à cet instrument, nous voyons, lorsque les milieux de l'œil sont transparents, la rétine, la choroïde, le nerf optique, et jusque dans sa profondeur nous pouvons étudier la circulation du fond de l'œil. S'il y a des opacités, nous pouvons les reconnaître dès leur première apparition. L'ophthalmoscope a déjà révolutionné l'ophthalmologie, mais il n'a pas encore rendu tous les services qu'il est capable de rendre. Nous pouvons déjà nous en faire une idée en voyant de quel secours il nous est pour l'étude des maladies cérébrales : ce sont là, d'ailleurs, des recherches qui sont activement poursuivies en ce moment. Nous nous rendrons facilement compte de cette intervention de l'ophthalmoscope, en songeant que la rétine et le nerf optique ne sont, comme nous l'enseigne l'embryologie, que des parties du cerveau projetées en avant.

L'ophthalmoscope nous met souvent sur la voie de maladies d'autres organes, en nous montrant les altérations des membranes profondes de l'œil qui se produisent dans les *maladies du cœur*, dans la *tuberculose aiguë*, dans la *maladie de Bright*. Autrefois on mettait volontiers l'*amaurose albuminurique* sur le compte de l'*urémie ;* aujourd'hui l'ophthalmoscope nous permet de distinguer les troubles urémiques de ceux qui sont dus à la *rétinite albuminurique*.

La découverte de Helmholtz, en faisant reprendre les études sur la *réfraction* et l'*accommodation* de l'œil, a modifié radicalement nos connaissances dans cette partie de l'oculistique, grâce principalement aux travaux de MM. Helmholtz et Donders. Jusqu'alors on avait considéré une vue comme normale quand l'œil lisait jusqu'à 10 pouces une écriture ordinaire. Tout œil qui, pour pouvoir lire devait rapprocher davantage le livre, était déclaré *myope*; tout œil qui devait l'éloigner à plus de 10 pouces était dit *presbyte*. On a reconnu depuis que l'œil est construit et disposé pour la vision éloignée, lorsqu'il est au repos. Les recherches ont prouvé que la longueur de l'œil normal et sa force de réfraction sont dans un rapport exact, de façon à amener sur la rétine les images des objets éloignés. Lorsque l'œil est *trop long*, cette image se fait en avant de la rétine, c'est l'*œil myope;* s'il est *trop court*, l'image se fait en arrière de la rétine, c'est l'œil *hyperope* ou *hypermétrope*. Si la réfraction n'est pas la même dans tous les méridiens, l'œil est *astigmate.*

Cependant l'expérience journalière nous apprend que nous voyons également bien les objets situés à diverses distances; que l'œil n'est pas un appareil optique ordinaire, à foyer constant, mais qu'il possède le pouvoir d'*accommoder* son état de réfraction aux diverses distances des objets qu'il regarde. On voyait bien autrefois la nécessité de cette faculté d'*accommodation*, mais on n'en connaissait ni le mécanisme, ni les agents. Longtemps on a cru que les muscles extérieurs, en pressant sur le globe, pouvaient en modifier la longueur, ou bien encore que la rétine ou le cristallin pouvaient au besoin avancer et reculer. Cramer et Helmholtz ont démontré que l'accommodation se fait à l'intérieur de l'œil, par un changement de forme du cristallin, lequel augmente d'épaisseur pour la vision de près. Ces savants ont construit des instruments pour mesurer les images de Purkinje, images réfléchies par la cornée et par les deux faces du cristallin. De la grandeur et de la position des images, qui varient dans les mouvements d'accommodation, ils ont pu déduire les changements de position et de courbure des surfaces correspondantes. On sait aussi que l'agent de ces changements est un muscle intraoculaire, le *muscle de Brücke*, mais aucune théorie entièrement satisfaisante, n'est encore à même de nous expliquer la manière dont agit ce muscle pour modifier l'épaisseur du cristallin.

Lorsque, pour compléter cette étude sommaire, j'aurai nommé les progrès de la chirurgie oculaire dans les opérations de la cataracte, de la pupille artificielle, du décollement rétinien, de différentes maladies palpébrales, etc., les résultats obtenus par les études modernes dans la science ophthalmologique seront indiqués, du moins en grande partie. Si l'on considère que cette science touche d'un côté aux sciences physiques et mathématiques, de l'autre à la médecine et à la chirurgie générales, que l'optique doit être aussi familière à l'ophthalmologiste que la pathologie du système nerveux et les finesses de la médecine opératoire, on comprendra facilement combien il est difficile à un médecin, qui dispose d'un temps limité pour son instruction, de suivre pas à pas les recherches modernes en ophthalmologie dans tous leurs détails, et de lire les mémoires originaux dans tous leurs développements. Aussi sont-ce surtout les résultats de ces recherches qu'il importe ici de vous faire connaître. Et comment serait-on en droit de les ignorer, lorsqu'on songe à l'influence capitale qu'ont eue sur la médecine générale les études ophthalmologiques.

Sans parler ici des résultats que l'étude histologique de différentes parties de l'œil, de la cornée en particulier, a eu pour l'anatomie générale, nous allons montrer par quelques exemples de quelle importance est pour la pathologie du corps humain l'étude approfondie des maladies des yeux.

Dans l'œil seulement nous avons la possibilité de voir, sans autre opération que l'application de l'ophthalmoscope, un nerf vivant, et de le voir jusque dans sa profondeur; nous pouvons observer ici sur le vivant la névrite et les atrophies nerveuses. — En combinant l'étude directe de l'organe et celle de ses fonctions, nous pouvons dans l'œil étudier le mécanisme des mouvements musculaires plus parfaitement que partout ailleurs. Les plus petites contractions isolées se font ici facilement reconnaître par l'étude des mouvements des yeux et par l'analyse de la diplopie, que nous rencontrons dans diverses affections et que nous pouvons reproduire volontairement à l'aide des verres prismatiques. — Nous avons déjà mentionné l'importance de l'étude des paralysies musculaires de l'œil au point de vue du diagnostic des maladies cérébrales. — Nous pouvons aussi, en examinant le *champ visuel*, reconnaître des paralysies incomplètes, limitées, du nerf optique, produisant aussi des troubles fonctionnels nettement limités. On peut ainsi diagnosti-

quer dans les cas d'hémiopie des paralysies de faisceaux
nerveux isolés, et les rapporter à une cause nettement
localisée.

Si nous voulions poursuivre encore, nous prouverions
sans peine, par des exemples nombreux, que l'influence
exercée sur la médecine entière par l'ophthalmologie
scientifique, va croissant tous les jours. Cette seule considération devrait obliger les médecins à s'occuper plus
sérieusement qu'ils ne l'ont fait jusqu'ici des maladies des
yeux, et s'ils ne peuvent entrer dans l'étude des détails,
du moins doivent-ils connaître les résultats de la science,
les résultats pratiques surtout, et se familiariser avec les
procédés d'exploration de l'œil et de ses fonctions. C'est
dans ce but que nous écarterons ici tous les développements qui ne sont pas absolument essentiels. Être compris de tous de manière à être utile à tous, c'est là la
règle qui nous guidera dans le cours de ces leçons.

PREMIÈRE LEÇON.

DE LA RÉFRACTION DE LA LUMIÈRE EN GÉNÉRAL, ET DE LA MARCHE DES RAYONS LUMINEUX DANS L'ŒIL.

Lorsque les rayons lumineux pénètrent dans l'œil, ils rencontrent un ensemble de milieux réfringents plus denses que l'air (cornée, humeur aqueuse, cristallin, corps vitré), qui leur font éprouver des déviations comme le ferait un système de lentilles biconvexes.

Rappelons donc en quelques mots les lois qui président à la formation des images par les lentilles, et nous aurons, par là même, exposé les lois de la réfraction dans l'œil.

On appelle *réfraction*, la déviation qu'éprouve un rayon lumineux, lorsqu'il passe obliquement d'un milieu dans un autre. De plus, on sait que si le rayon lumineux passe d'un milieu moins dense dans un milieu plus dense, il se rapproche de la normale au point d'incidence, tandis qu'il s'en éloigne quand il passe d'un milieu plus dense dans un milieu moins dense.

Tous les rayons lumineux parallèles entre eux viennent, après avoir été réfractés par une lentille convexe, converger en un point qu'on nomme *foyer principal* de la lentille : point qui coïncide avec son centre de courbure. Par

exemple, une lentille taillée sur une sphère convexe de
7 pouces de rayon (lentille appelée verre convexe n° 7)
aura son foyer principal à une distance de 7 pouces.
On considère comme sensiblement parallèles et comme

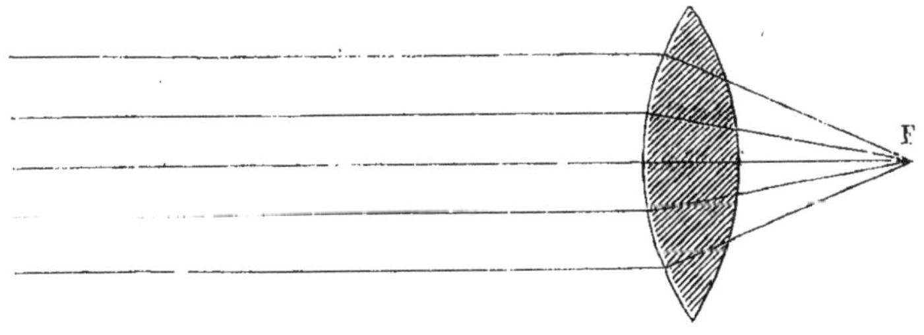

FIG. 1 (1). — F, foyer principal de la lentille.

venant de l'infini les rayons qui viennent d'une distance
de plus de 30 à 40 pieds.

*Plus la source lumineuse se rapproche, plus le foyer
s'éloigne de la lentille.* Si le point lumineux coïncide avec
le centre de courbure, les rayons lumineux qui en
émanent sortent de la lentille parallèles, ne forment pas
de foyer. Si la source lumineuse se place entre le foyer
principal et la lentille, les rayons réfractés divergent et
ne se réunissent pas : on admet cependant que leurs prolongements se réunissent en avant de la lentille, en un
point appelé *foyer virtuel.*

Les foyers des points lumineux situés entre l'infini et le
centre de courbure de la lentille sont dits *foyers conjugués,*
parce que leur relation est telle que le foyer et le point

---

(1) La plupart des figures sont empruntées au *Traité des anomalies de la
réfraction et de l'accommodation,* par F. C. Donders. Édition anglaise.
Londres, 1864. — Édition allemande, par O. Becker. Vienne, 1866.

lumineux sont réciproquement le foyer l'un de l'autre.
Dans la figure 2, F est le foyer conjugué de *f*, parce
que si la source lumineuse est en F, le foyer sera en *f*,
et *vice versâ*, C étant le foyer principal.

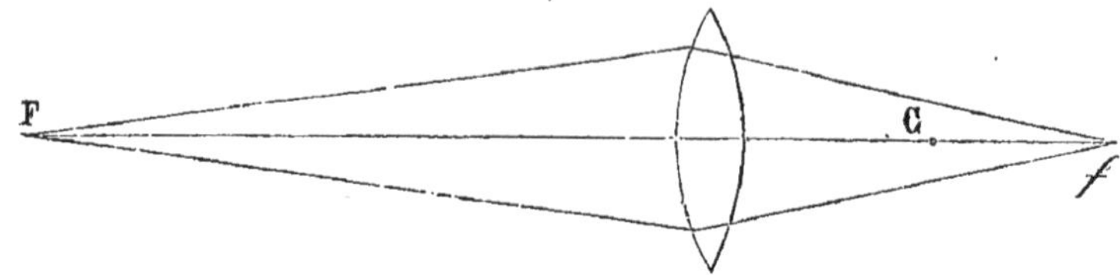

Fig. 2. — Foyers conjugués.

Réfraction de la lumière dans l'œil. — Dans l'œil
normal, *la force de réfraction* de l'appareil dioptrique est
telle que la réunion des rayons lumineux émanant d'un
point très-éloigné se fait sur la rétine, ou, pour être plus
exact, sur la couche de cette membrane qui est formée
par les cônes et les bâtonnets. Or, pour que la vision soit
nette et distincte, le foyer des rayons lumineux doit
toujours se faire sur cette même couche de la rétine.

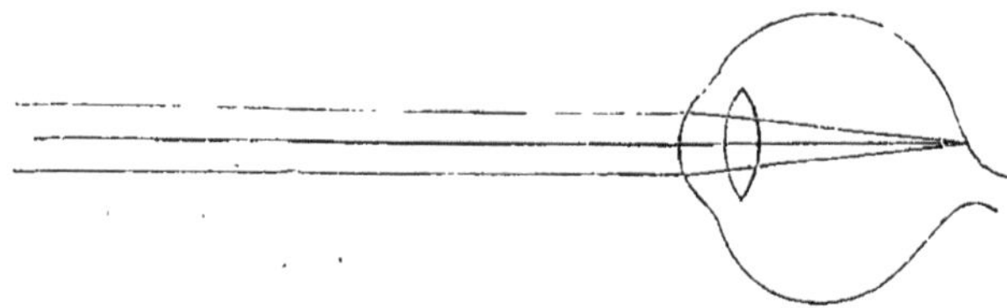

Fig. 3. — Marche des rayons lumineux venant de l'infini dans l'œil normal.

Cette condition est remplie, d'après ce que nous venons
de dire, dans l'œil normal pour les objets très-éloignés,
dont l'image se fait ainsi naturellement sur la rétine par
la simple force de réfraction du milieu et la longueur de
l'œil. Mais lorsque l'objet se rapproche de plus en plus,

les rayons lumineux qui en partent se réunissent, d'après
la loi précitée, derrière la rétine, qui ne change pas de
place. Par conséquent l'image de cet objet rapproché ne
se trouverait pas sur la rétine, et la vision ne pourrait
être nette. Cependant nous voyons les objets distinctement de près comme de loin ; il y a donc quelque chose
de changé dans l'œil, une force est intervenue qui a modifié les rapports entre la réfraction de l'appareil oculaire
et sa longueur : c'est la force d'*accommodation*.

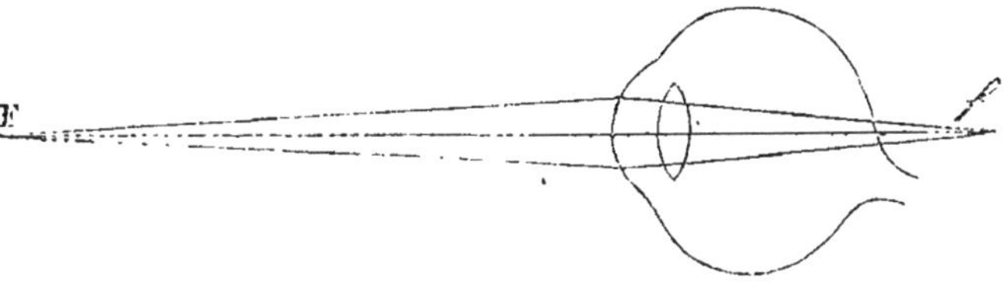

Fig. 4. — Marche des rayons lumineux venant du point F dans un œil accommodé
pour l'infini.

Accommodation de l'œil. — Ainsi, si la longueur de
l'œil est toujours la même, la réfraction de l'œil n'est pas
la même pour la vision à distance que pour la vision
rapprochée ; ceci se prouve par l'expérience. En effet, on

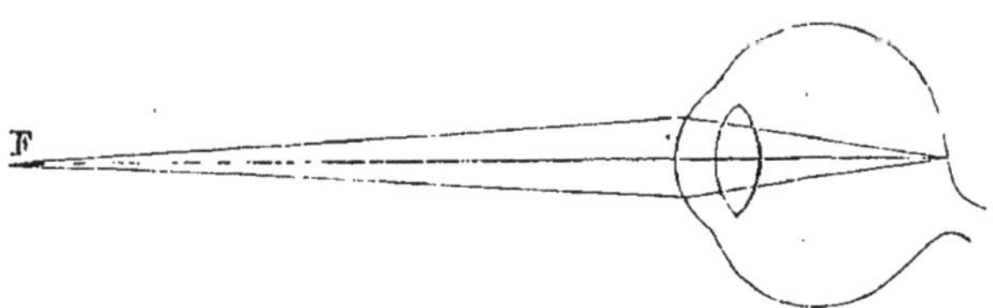

Fig. 5. — Marche des rayons lumineux venant du point F dans un œil accommodé
pour ce point.

ne peut voir distinctement deux objets placés à des
distances différentes. Lorsque, par exemple, on regarde
une lumière éloignée à travers un verre transparent sur

lequel est une tache d'encre, on peut fixer et voir distinctement tantôt la lumière, tantôt la tache d'encre, mais
jamais les deux à la fois. Tantôt la lumière est vue nettement, et la tache présente des contours diffus ; tantôt c'est
la lumière qu'on voit confusément et la tache qu'on voit
très-nettement. Cette expérience peut être variée de
diverses manières : ainsi en regardant des objets éloignés
à travers un treillis métallique, on verra distinctement
tantôt les objets, tantôt la trame du treillis, mais jamais
les deux à la fois.

Il nous reste à étudier *de quelle manière s'opère cette
accommodation.* Les recherches modernes ont démontré
que l'œil, lorsqu'il regarde de loin, est à l'état de repos, et
qu'il subit, lorsqu'il regarde de près, les changements
suivants : La surface antérieure du cristallin devient plus
convexe et se rapproche de la cornée ; la surface postérieure devient à peine plus convexe, ne change pas de
place d'une manière sensible. Ces divers changements
ont été reconnus par Helmholtz et par Cramer, à l'étude
micrométrique des images de Purkinje (ophthalmomètre
de Helmholtz).

Lorsqu'on projette la lumière d'une bougie sur l'œil, on observe que cette
bougie est réfléchie, comme elle le serait par des miroirs, par les surfaces :
1° de la cornée ; 2° de la face antérieure du cristallin ; 3° de la face postérieure
du cristallin. On a ainsi trois images : une, la plus interne, est petite, brillante
et droite, c'est l'image réfléchie par la cornée (C) ; celle du milieu est plus
grande et assez pâle, droite aussi, c'est l'image cristallinienne antérieure (A) ;
la troisième, plus à gauche, est très-petite, assez brillante et renversée, c'est
l'image cristallinienne postérieure (P). Les deux images droites sont vir-
tuelles, comme formées par des miroirs convexes ; la troisième est réelle,
comme formée par un miroir concave. Pendant l'accommodation pour un
objet rapproché, les deux images cristalliniennes deviennent plus petites ; ce

qui prouve que les surfaces qui les réfléchissent augmentent de courbure : de plus, l'image cristallinienne antérieure A se rapproche de l'image C réfléchie par la cornée, ce qui prouve que la surface antérieure du cristallin se rapproche de la cornée (1). Quant à l'image C, elle ne varie ni de grandeur ni de position. La cornée ne change donc en aucune façon.

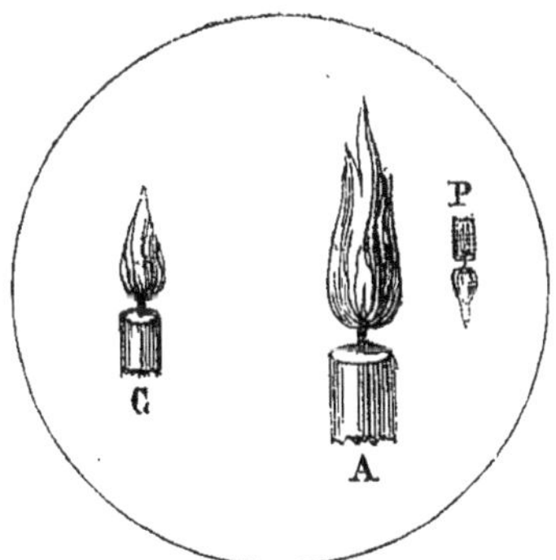
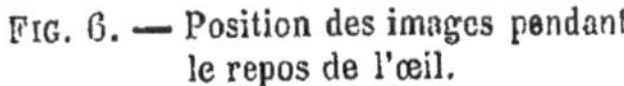
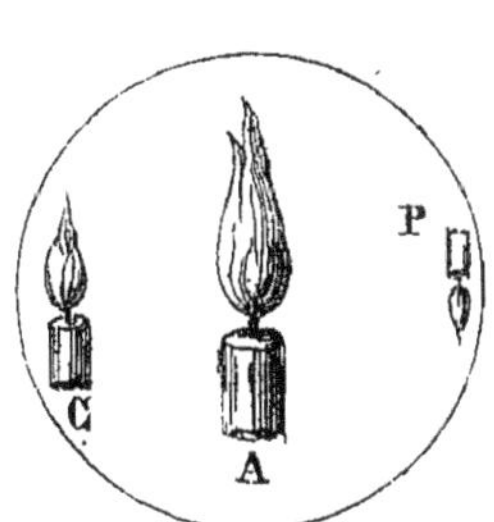

FIG. 6. — Position des images pendant le repos de l'œil.

FIG. 6 *bis*. — Position des images pendant l'accommodation.

Quel est maintenant l'agent qui produit tous ces changements.

Young prétendait que le cristallin lui-même se contracte ; mais celui-ci ne renferme aucun élément contractile, et cependant l'effort d'accommodation a tous les caractères d'un effort musculaire. Les muscles extérieurs du globe oculaire n'y sont pour rien, quoiqu'on l'ait cru pendant longtemps, car on a observé des cas où malgré la paralysie de tous les muscles extérieurs, l'accommodation persistait (de Graefe). Recherchons donc s'il existe dans l'œil d'autres muscles dont l'action puisse expliquer le mécanisme de l'accommodation. Nous en

(1) Deux images formées par deux miroirs placés l'un en arrière de l'autre se rapprocheront d'autant plus, que les miroirs seront eux-mêmes plus rapprochés.

rencontrons en effet deux : ce sont les muscles de l'iris et le muscle ciliaire. L'iris ne peut être l'agent de l'accommodation, puisqu'on a observé des cas d'aniridie sans que l'accommodation ait diminué. Reste le *muscle ciliaire* (muscle de Brücke), que l'on a nommé aussi *muscle de l'accommodation.* Ce dernier se compose de deux parties : 1° une portion radiaire décrite depuis longtemps par Brücke et par Bowman sous le nom de *tenseur de la choroïde;* cette portion s'insère à la sclérotique, vers la paroi interne du canal de Schlemm, et va se perdre dans la choroïde, dans les procès ciliaires et le bord adhérent de l'iris; 2° une portion circulaire, plus profonde, découverte par H. Müller, et dont les fibres s'attachent plus particulièrement au bord adhérent de l'iris. Quant au mécanisme suivant lequel s'effectue l'accommodation, les avis sont fort partagés. D'après une théorie, le muscle, en se contractant, rapproche l'un de l'autre les deux points où il s'insère, c'est-à-dire la périphérie de l'iris et la choroïde. Comme la zone de Zinn, ou ligament suspenseur du cristallin, est intimement liée à la choroïde, elle suit le mouvement de cette dernière en avant, se relâche, et le cristallin, abandonné à son élasticité naturelle, devient plus convexe. H. Müller est d'avis que les fibres circulaires peuvent, par l'intermédiaire des procès ciliaires, presser sur l'équateur du cristallin et le rendre plus convexe, de plus tirer en arrière l'insertion périphérique de l'iris. Pendant ce temps, les fibres radiaires relâchent le ligament suspenseur; en ramenant la choroïde en avant, elles augmentent la pression du corps vitré sur le cristallin et portent ce dernier contre l'iris : mais celui-ci, contracté, résiste, et le cristallin devient plus convexe, cédant pour ainsi dire à l'endroit où il n'est plus appuyé par l'iris. Ce qui reste certain, c'est que l'accommodation pour les objets rapprochés a pour agents le cristallin et le muscle ciliaire : l'accommodation, au lieu d'être comme la réfraction, le résultat d'un simple état anatomique, dépend d'un organe actif, vivant, d'un muscle soumis à toutes les lois physiologiques et pathologiques qui régissent l'action musculaire dans d'autres parties du corps.

De la mesure de l'accommodation. — Nous avons vu plus haut que la vision des objets très-éloignés a lieu à l'aide de la réfraction, et que la force d'accommodation entre en activité à mesure que notre vue s'exerce sur des objets de plus en plus rapprochés. C'est donc à l'aide de l'accommodation que notre organe parcourt la distance qui sépare les points le plus éloigné et le plus rapproché de notre vue distincte. Aussi a-t-on appelé cette distance, *le parcours de l'accommodation.* — D'ailleurs, comme la force d'accommodation agit par le cristallin qui augmente de convexité, on peut, d'après l'exemple de Young et Donders, comparer le cristallin de l'œil à l'état de repos, et le cristallin de l'œil qui accommode pour une distance donnée à deux lentilles biconvexes de force différente. Soit le cristallin qui sert à la vision éloignée égal à un verre biconvexe n° 8, de force réfringente 1/8 (1);

(1) La force de réfraction d'une lentille est en raison inverse de la distance focale de cette lentille ; plus la courbure de la lentille est petite, plus son pouvoir réfringent est grand : une lentille qui aura une distance focale de 8 pouces, aura une force de réfraction égale à 1/8.

soit, d'autre part, le cristallin qui sert à la vision rapprochée, égal à un verre n° 4 de force réfringente $1/4$. La
différence entre ces deux verres mesurera l'*amplitude de
l'accommodation*. Dans les cas donnés, cette amplitude
sera de $1/4 - 1/8 = 1/8$. Le cristallin s'est pour ainsi
dire ajouté à lui-même une lentille convexe $1/8$; l'effet de
l'accommodation est donc mesuré par l'augmentation de
réfraction produite, et cette augmentation, nous l'avons
dit, est dans le cas spécial de $1/8$. Un œil normal voit
très-bien à 100 pieds, 200 pieds, 1000 pieds, et même
à une distance plus grande encore; si cet œil voit aussi à
une distance de 4 pouces, l'amplitude d'accommodation

$$\text{sera égale à } 1/4 - \frac{1}{\infty} = 1/4.$$

En pratique, on obtient un résultat suffisamment exact,
si l'on recherche l'état de l'œil, pour la vision des
objets très-éloignés, à l'aide de lettres typographiques de
grandeur déterminée par rapport aux différentes distances et dont nous parlerons plus loin avec détail.

Un exemple nous servira à démontrer la nécessité de
bien distinguer entre le *parcours* de l'accommodation et
son *amplitude*, qui cependant, l'un et l'autre, se mesurent
par la distance entre le point le plus éloigné de la vision
distincte (*punctum remotissimum*) PR, et le point le plus
rapproché (*punctum proximum*) PP. Pour l'œil normal,
cette étendue va donc de l'infini à 4 pouces à peu près.
Pour l'œil *myope*, le *punctum remotissimum* est beaucoup plus près de l'œil (8 pouces, par exemple); par
contre le *punctum proximum* peut se rapprocher jusqu'à
2 pouces. Dans ce cas, *le parcours* de l'accommodation

($8 - 2 = 6$ pouces) est par conséquent moindre qu'à l'état normal, mais *l'amplitude* d'accommodation sera $1/2 - 1/8 = 3/8$, c'est-à-dire plus grande que dans l'œil normal ($1/4$).

Cherchons maintenant quels sont les moyens qui permettent de déterminer le point le plus éloigné et le plus rapproché de la vision distincte. On peut faire servir à ce but les échelles typographiques, ainsi que différents optomètres. Ces échelles typographiques, construites (par Snellen et Giraud-Teulon) spécialement pour mesurer l'acuité de la vision, ont été graduées de telle façon que certains caractères doivent être vus distinctement par un œil normal, les uns à 200 pieds, les autres à 100, d'autres à 50 pieds, et ainsi de suite.

Les caractères qui sont vus distinctement à 200 pieds (n° CC) forment sur la rétine des images de même grandeur que ceux du n° I, lorsqu'on regarde ces derniers à un pied de distance, c'est-à-dire que les premiers, placés à 200 pieds, sont vus sous le même angle visuel que les seconds, lorsqu'on place ceux-ci à un pied. Si un œil lit à 20 pieds le n° XX, il est normal aussi bien au point de vue de réfraction qu'au point de vue de l'acuité visuelle. S'il ne voit ce n° XX qu'à une distance moindre de 20 pieds, l'œil a souffert au point de vue de l'acuité, ou bien n'a pas une réfraction normale; l'examen à l'aide des verres convexes, concaves ou cylindriques, dont nous parlerons plus tard, doit décider le diagnostic.

Pour déterminer le point le plus rapproché de la vision, on se sert de divers *optomètres* (Scheiner, de Graefe). Ce sont des cadres dans lesquels sont tendus des fils de fer.

On rapproche le cadre de l'œil jusqu'à ce que les fils se confondent; on a ainsi la distance à laquelle cesse la vision distincte. Le même résultat peut être obtenu à l'aide de caractères fins que l'on rapproche de l'œil jusqu'à la distance à laquelle ils ne sont plus vus distinctement.

Quand donc on connaît le point le plus éloigné et le point le plus rapproché de la vision distincte, on connaît *le parcours* d'accommodation mesuré par la distance qui sépare ces deux points; on connaît en même temps *l'amplitude* d'accommodation mesurée, comme nous l'avons dit, par la force réfringente, autrement dit par le verre convexe, qu'il faut ajouter à l'œil pour porter sa vue de R (le point le plus éloigné) jusqu'à P (le point le plus rapproché). Réciproquement, lorsqu'on connaît un de ces points et la force d'accommodation, on peut par le calcul retrouver l'autre point. Par exemple, P est à 4 pouces, la force d'accommodation est égale à $1/4$; le point R sera à l'infini. Ou bien P est à 3 pouces, la force d'accommodation est égale à $1/4$, R sera à 12 pouces.

Cette mesure de l'accommodation indique l'*accommodation absolue ;* la distance entre le *punctum remotissimum* et le *punctum proximum* s'appelle aussi *amplitude absolue* de l'accommodation.

Tout ce que nous venons de dire, ne se rapporte qu'à l'accommodation considérée dans un seul œil; nous devons donc examiner encore l'accommodation lorsqu'on regarde avec les deux yeux, l'*accommodation binoculaire*.

Dans l'œil normal, le point le plus éloigné de la vision binoculaire nette est le même que pour la vision monoculaire. Mais le point le plus rapproché n'est plus à la même distance, un seul œil pouvant voir nettement plus près que les deux yeux à la fois. L'amplitude d'accommodation absolue ou monoculaire diffère donc un peu de la binoculaire.

On comprendra parfaitement cette diminution dans la force d'accommodation, si l'on réfléchit que pour voir de près un objet avec les deux yeux, il faut nécessairement que les deux yeux convergent vers cet objet. Il y a une ilmcit à cette convergence, et comme le mouvement d'accommodation est synergique au mouvement de convergence, l'un est forcément limité par l'autre. Par contre, lorsqu'un œil seul regarde, le mouvement d'accommodation, qui n'est plus limité par la convergence, devenue inutile, peut être plus considérable.

Cependant ces deux forces, la convergence et l'accommodation, ont une certaine indépendance, ce qu'on peut prouver de la manière suivante : On regarde avec les deux yeux un objet placé au loin (10 pieds, par exemple), puis on place devant un des yeux un prisme faible à base en dehors, lequel prisme reporte l'image rétinienne du côté de sa base, en dehors de la tache jaune. Il y a d'abord diplopie : pour la corriger, l'œil devant lequel est placé le prisme exécute un mouvement de convergence, qui reporte en dehors le pôle postérieur de l'œil, c'est-à-dire la tache jaune (1). Malgré ce mouvement de convergence,

______

(1) La tache jaune, *macula lutea*, est l'endroit le plus sensible de la rétine. Pour qu'un objet soit vu simple avec les deux yeux, les deux images doivent se faire sur les deux taches jaunes, ou du moins sur des *points dits correspondants* ou *identiques* des deux rétines.

l'objet est vu nettement avec les deux yeux, ce qui n'aurait pas lieu, si un mouvement d'accommodation s'était produit synergiquement avec la contraction du muscle droit interne(voy. pp. 26 et 27, fig. 7 et 8).

On peut prouver encore d'une autre manière que l'accommodation est plus ou moins indépendante de la convergence. Lorsqu'on regarde un objet d'assez près, les deux yeux convergent vers cet objet, et si l'on place devant un des yeux un verre convexe faible, l'acommodation se relâche dans cet œil; cependant la convergence ne diminue pas, puisque l'objet ne cesse pas d'être vu simple.

En prenant en considération ces rapports entre l'accommodation et la convergence, on peut mesurer l'amplitude d'accommodation pour une convergence donnée, et l'on obtient ainsi l'*amplitude relative* d'accommodation.

Mais il est surtout important pour la pratique de faire remarquer à cet endroit que le pouvoir relatif d'accommodation comprend deux parties distinctes, l'une *positive* et l'autre *négative*. Pour faire comprendre ce qu'on entend par cette division de l'accommodation relative, nous nous servirons de la comparaison suivante :

Notre bras peut soulever et tenir suspendu pendant un certain temps un poids de 50 livres, à une hauteur de x mètres. Si au lieu de 50 livres, je ne prends que 20 livres par exemple, je n'use pas de ma force entière, j'ai encore à ma disposition une force de 30 livres; aussi pourrai-je soulever ce poids de 20 livres pendant plus longtemps que je n'ai pu le faire pour le poids de 50 livres. Je le soutiendrai jusqu'à ce que j'aie usé la force de 30 livres qui me restait disponible. Une fois cette force usée, le poids tombera. La force usée s'appellera *force négative;* la force disponible, *force positive.*

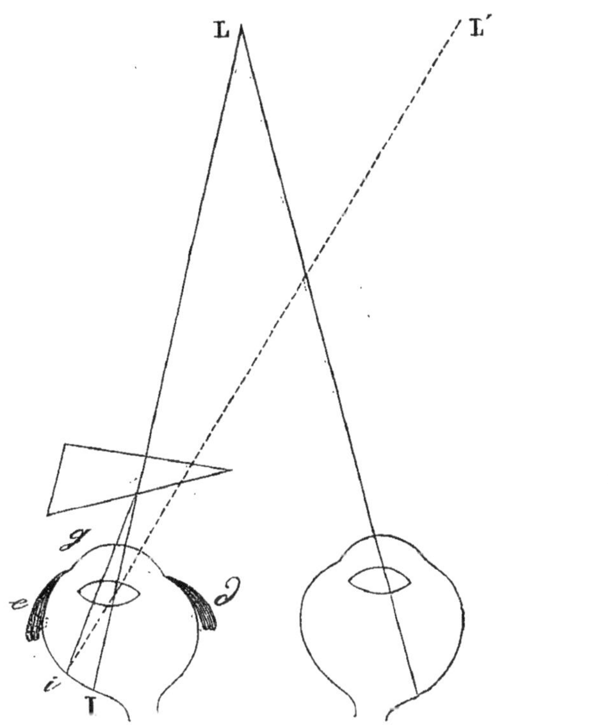

FIG. 7. — Action d'un prisme à base en dehors sur la marche des rayons lumineux. L'œil G, au lieu de voir le point L en L, le voit en L', parce que l'image se fait en *i* au lieu de se faire en I. Il reporte le point I (tache jaune) en *i* par une contraction du droit interne D ; les deux yeux arrivent ainsi à la position indiquée dans la figure 8.

La même chose aura lieu dans l'œil pour la *force musculaire : accommodation.* Tout le monde sait que si l'on peut lire distinctement certains caractères à une très-petite distance de l'œil, on ne peut pas le faire pendant longtemps sans être fatigué ; tandis que si l'on fait la même

expérience avec les mêmes caractères en les éloignant de
l'œil, à une distance variable suivant les sujets, on pourra
lire pendant plus longtemps. Prenons un exemple. Un œil
a une force d'accommodation absolue $= 1/4$ (un objet

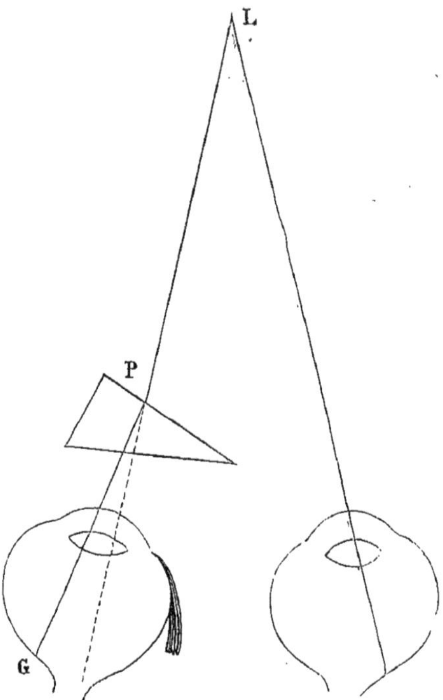

Fig. 8. — Le rayon LPG tombe sur la tache jaune, l'œil étant en convergence.

peut être vu distinctement en employant toute l'accommodation à une distance de 4 pouces). Si l'on place l'objet
à 12 pouces, toute la force d'accommodation n'est pas
employée, l'œil n'use pas de toute l'*accommodation absolue* de $1/4$, mais seulement d'une *accommodation relative*
de 1/12 (c'est-à-dire relative au degré de convergence, le
point de convergence étant à 12 pouces). Il reste encore

une force accommodative de $(1/4 - 1/12)\, 2/12$: *force positive disponible*. Ces $2/12$ sont utilisés pour regarder l'objet plus longtemps, et lorsqu'ils seront dépensés à leur tour, l'accommodation sera usée, l'objet ne sera plus vu distinctement.

Il y a une affection de l'œil, l'asthénopie accommodative dont nous parlerons plus tard en nous occupant de l'hypermétropie, et qui provient de ce que la force disponible n'est plus assez grande pour permettre une longue application à des travaux rapprochés. Il est donc très-utile, à un moment donné, de pouvoir connaître la force accommodative dépensée et la force disponible.

Pour reconnaître l'*accommodation négative* (1), celle dont le sujet a usé pour lire à une certaine distance, on place devant son œil le verre convexe le plus fort qui lui permette de voir aussi nettement à la même distance. Ce verre convexe remplace l'augmentation de courbure que le cristallin avait subie par suite de l'effort d'accommodation devenue maintenant inutile. L'œil revient au repos. La force du verre indique le degré d'accommodation employée, l'accommodation négative.

Pour reconnaître l'accommodation *positive* (disponible), nous agissons avec l'œil comme nous agirions avec le bras dont nous parlions tout à l'heure. Si le bras a une force de 50 livres, et que pour le faire fléchir nous soyons obligé

(1) Quelques physiologistes croient que l'œil est obligé de faire un effort particulier pour voir de très-loin, et se servent, pour indiquer cet effort, de l'expression : accommodation négative. D'après les idées émises plus haut, l'œil se trouve, pour la vue des objets éloignés, dans un repos accommodatif absolu.

d'ajouter au poids qu'il soutient un poids de 10 livres, nous saurons qu'il tenait en réserve une force représentée par ce poids de 10 livres. Pour l'œil qui fixe un objet, nous saurons l'accommodation qui lui reste à employer en plaçant au devant un verre concave, le plus fort qui lui permette de voir encore distinctement l'objet. Pour corriger l'effet de ce verre concave, l'œil sera obligé d'user de toute l'accommodation qui lui restait disponible, et la force de ce verre nous donnera la mesure de l'*accommodation positive*. *Plus cette dernière force sera considérable, plus l'œil aura d'énergie pour voir pendant longtemps à la même distance.*

DEUXIÈME LEÇON.

**ANOMALIES DE LA RÉFRACTION ET DE L'ACCOMMO-
DATION EN GÉNÉRAL.**

Avant d'aborder l'étude détaillée des anomalies de la réfraction et de l'accommodation, nous voulons jeter un coup d'œil rapide sur leur ensemble, afin de bien graver dans nos esprits les rapports qui les unissent et les différences qui les séparent. Nous avons vu dans la dernière leçon que la *réfraction* est la force qui, l'œil étant à l'état de repos, réunit sur la rétine les rayons lumineux d'objets éloignés. Cette force dépend de l'*état anatomique* de l'œil. L'*accommodation*, par contre, est la force qui fait réunir sur la rétine les rayons lumineux venant d'objets plus rapprochés ; c'est la force qui nous permet de voir avec une netteté égale successivement à des distances différentes. Cette force est le résultat d'une *contraction musculaire* ; elle dépend donc du fonctionnement d'un muscle, et non plus seulement, comme la réfraction, d'un état anatomique.

Par rapport à la réfraction, un œil normal sera donc celui qui, au repos, réunira juste sur la rétine les rayons lumineux parallèles, c'est-à-dire venant de l'infini. Donders a donné à cet œil le nom d'œil *emmétrope* (de ἐμμετρος, ayant la mesure exacte, *modum tenens*, ὤψ, œil). A côté des yeux normaux nous rencontrons deux sortes d'anomalies (yeux amétropes) : 1° Les rayons lumineux venant de très-loin se réunissent *en avant* de la rétine ; 2° les rayons lumineux se réunissent *en arrière* de la rétine.

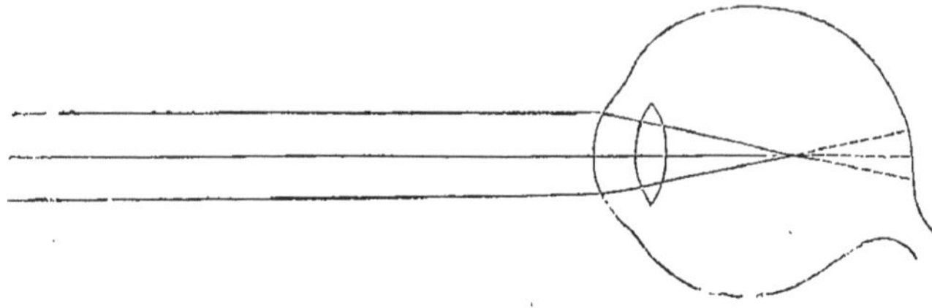

FIG. 9. — Œil myope.

Dans le premier cas, la réfraction étant trop forte ou l'organe trop long, le point où s'entrecroisent les rayons lumineux est trop près de la cornée, la mesure est trop courte : aussi Donders avait appelé cet œil *brachymétrope* (βραχύς, court, μέτοον, ὤψ) ; mais comme nous le verrons, cette anomalie est la même que celle désignée de tout temps sous le nom de *myopie*, et l'œil ainsi conformé a gardé son nom classique de *myope* (de μυεὶν, cligner). Dans le second cas, que la réfraction soit trop faible ou l'organe trop court, le point où s'entrecroisent les rayons lumineux est trop loin de la cornée ; ce point se trouve alors au delà de la mesure, l'œil est *hypermétrope* (ὑπερ, au delà, μέτρον, ὤψ). Par rapport à la réfraction, la

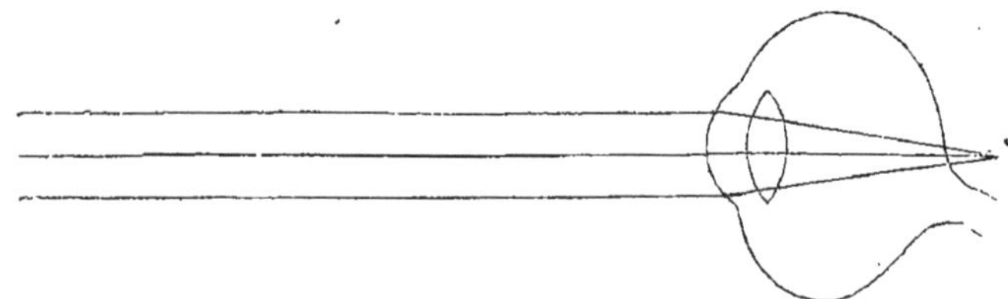

FIG. 10. — Œil hypermétrope.

myopie est donc l'opposé de l'*hypermétropie* ou *hyperopie* (ὑπερ, au delà, ὤψ).

Nous voyons que pour déterminer ces anomalies, nous avons considéré l'œil dans ses rapports avec des rayons lumineux parallèles, c'est-à-dire dans la vision à distance. En effet, à mesure que l'objet lumineux se rapproche, l'accommodation intervient, et si nous examinons la vision rapprochée, nous pouvons observer des troubles provenant d'un défaut dans l'accommodation, existant seuls ou venant compliquer une anomalie de réfraction, troubles que nous pourrions à tort mettre sur le compte de la seule amétropie.

L'accommodation, nous l'avons vu, dépend d'un effort musculaire ; avec les progrès de l'âge les forces musculaires faiblissent, en même temps que le cristallin devient plus résistant et change moins facilement de courbure : ces deux causes réunies font que peu à peu le point le plus rapproché (*punctum proximum* P) de la vision distincte s'éloigne de l'œil ; c'est là l'état que l'on a nommé *presbytie*, ou mieux *presbyopie* (πρέσϬυς, vieux). La presbyopie est l'état normal de la vision lorsque l'homme de—

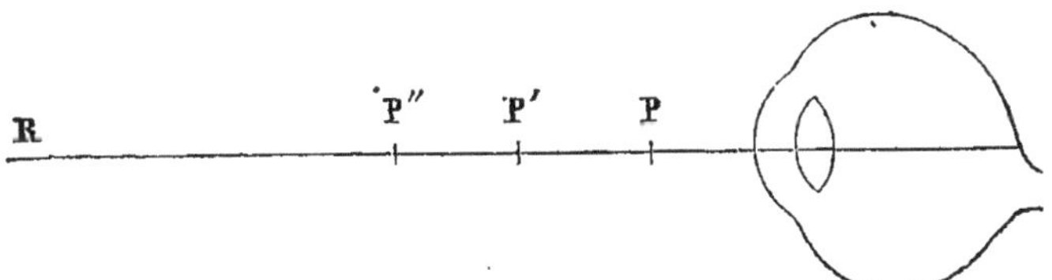

FIG. 11. — P, point le plus rapproché, à 15 ans (3 pouces).
P′, id. à 30 ans (6 pouces).
P″, id. à 50 ans (12 pouces).

vient vieux : ce n'est pas même, à proprement parler, une anomalie, c'est un affaiblissement normal, physiologique.

En réfléchissant que la presbyopie est une anomalie de

l'accommodation, la myopie une anomalie de la réfraction, on voit combien il était erroné d'opposer ces deux affections l'une à l'autre.

Il semble en effet très-naturel de dire : « Le myope » voit de près et pas de loin ; le presbyte voit de loin et » pas de près. » Mais on ne songeait pas qu'en déterminant ainsi ces deux anomalies, on se basait, dans un cas, sur le point le plus éloigné de la vision distincte, dans l'autre cas sur le point le plus rapproché ; on ne connaissait pas l'hypermétropie, vrai antagoniste de la myopie, et l'on s'occupait peu de mesurer le champ d'accommodation, D'ailleurs, la myopie et la presbyopie peuvent coexister, comme dans l'exemple suivant : Soit une myopie de 1/20, c'est-à-dire soit le point le plus éloigné (*punctum remotissimum* R) de la vision distincte à **20″** de distance, il arrivera une époque de la vie où le point le plus rapproché, qui était pendant la jeunesse, par exemple, à 3 pouces, s'écartera de l'œil, et arrivera au point où l'individu doit être considéré comme presbyte. A soixante ans, par exemple, le myope ne verra plus que de **20″** à **12″**, et comme il ne lira pas facilement à **12** pouces, il aura besoin de verres convexes pour voir de près, de verres concaves pour voir de loin ; il sera à la fois myope et presbyope.

Comme nous venons de le dire, nous ne pouvons ranger la presbyopie parmi les maladies, et nous en traiterons lorsque nous parlerons de l'œil normal, comme d'un phénomène d'insénescence de cet organe.

Quant aux *anomalies de l'accommodation* proprement dites, elles peuvent siéger dans un des deux organes dont cette fonction dépend, le cristallin et le muscle ciliaire.

Le *cristallin* peut, sous l'influence des troubles de nutrition, perdre de son élasticité ; il peut aussi manquer complétement (dans l'immense majorité des cas après une opération de cataracte). Ce dernier état a été désigné sous le nom d'*aphakie* (ἀ privatif, et φακή, lentille), et nous en parlerons à propos de l'hypermétropie, puisque en outre de la perte d'accommodation, il amène naturellement une diminution de la réfraction.

Le *muscle* de l'accommodation peut être : 1° *affaibli* après de longues maladies, souvent en même temps que d'autres muscles ; 2° *paralysé* par une cause centrale ou sous l'influence de l'atropine ; 3° en état de *spasme*, que ce spasme soit accidentel, ou que ce soit une *contracture habituelle*, comme chez les hypermétropes. Nous verrons plus loin que chez ces derniers, en effet, l'accommodation entre déjà en jeu pour la vision de loin, qu'elle n'est jamais à l'état de repos, d'où une contracture permanente du muscle ciliaire : nous nous étendrons davantage sur ce sujet à propos de l'hypermétropie.

Voici pour les causes des troubles de l'accommodation. Quant à l'étiologie des *anomalies de la réfraction*, la structure anatomique du globe oculaire doit être prise en considération, et l'on ne peut juger *à priori* quelle anomalie de structure est à la base de chaque espèce particulière d'amétropie. Nous pouvons cependant admettre deux possibilités. On peut supposer que la force de réfraction des milieux de l'œil ne varie pas, qu'elle réunit toujours les rayons parallèles à 15 millimètres en arrière du centre du cristallin, mais que chez le myope l'œil est trop long, chez l'hypermétrope trop court. Chez le premier, la rétine

serait à plus de 15 millimètres en arrière du centre cristallinien ; chez le second, elle serait à moins de 15 millimètres en arrière de ce même centre. C'est là l'explication
admise par Donders, avec une série imposante de preuves.
à l'appui, consistant dans la mesure directe de milliers
d'yeux amétropes. En parlant de chacune de ces anomalies
en particulier, nous reviendrons d'ailleurs sur ce point.

Une seconde hypothèse suppose que la force de réfraction des milieux de l'œil est variable, en particulier que
le cristallin est plus épais chez le myope ; mais les mesures
directes faites sur le cadavre, et les résultats de nombreux
examens ophthalmométriques ont prouvé que le cristallin
a toujours à peu près la même courbure (pour la vue de
loin, bien entendu), toujours le même indice de réfraction : s'il est quelquefois un peu moins épais, chose sin-
gulière, c'est plutôt chez les myopes que cela se rencontre.
On a aussi supposé que la cornée était plus convexe chez
le myope : cette hypothèse avait d'ailleurs en sa faveur
l'apparence extérieure de l'œil myope, dont la chambre
antérieure plus profonde fait paraître la cornée plus
saillante. Mais des mesures soigneusement prises ont démontré que cette hypothèse n'avait non plus aucun fonde-
ment. Ainsi, par voie d'exclusion aussi bien que par voie
directe, on arrive à dire que la cause anatomique de l'a-
métropie est dans la structure, dans la configuration,
dans la longueur du globe oculaire.

Quels sont maintenant les moyens dont nous disposons
pour reconnaître ces anomalies? Ya-t-il amétropie? Quelle
en est l'espèce? L'accommodation est-elle normale?

Nous possédons deux moyens pour arriver à ce diagnostic : 1° l'épreuve à l'aide d'une *série de verres* ou lentilles convexes et concaves ; 2° l'examen avec l'*ophthalmoscope*.

Toutes les fois que l'on a à examiner un malade qui se plaint d'affaiblissement de la vue, et qui d'ailleurs n'est pas atteint d'ophthalmie externe qui gêne cette dernière par des produits de sécrétion morbides, des opacités de la cornée, etc., nous commençons l'examen en recherchant si des verres convexes ou concaves n'améliorent pas sa vision *pour la distance*. A cet effet, nous possédons des *types d'imprimerie* de grandeur déterminée pour la distance à laquelle ils doivent être lus par une vue normale. On a ainsi une série de caractères, du n° I au n° CC, qui doivent être lus, le n° I à 1 pied, le n° CC à 200 pieds, le n° L à 50 pieds, le n° XX à 20 pieds, et ainsi de suite. Ce sont ces mêmes échelles, de Snellen ou de Giraud-Teulon, qui nous servent à mesurer la force visuelle dans les maladies de l'œil. Nous avons dit que les rayons lumineux venant de 20 pieds de distance peuvent être considérés comme sensiblement parallèles. Si donc nous plaçons un malade à vingt pieds des échelles typographiques, et qu'à cette distance il ne puisse pas lire le n° XX, il pourra être atteint soit d'amétropie, soit d'affaiblissement de sa force visuelle. Pour distinguer entre ces deux possibilités, nous lui mettrons devant les yeux des verres concaves ou convexes (1), en commençant par un verre

---

(1) A cet objet, nous possédons, dans une boîte, deux séries de lentilles, les unes biconvexes, les autres biconcaves, échelonnées du n° 60 au n° 2. Les numéros des verres indiquent leur distance focale en pouces ; le signe + indique les lentilles biconvexes ou verres positifs ; le signe — désigne les

relativement faible, par exemple n° 36. Si un verre convexe améliore la vision, le sujet examiné sera hypermétrope; si c'est un verre concave, il sera myope.

Un œil normal verra beaucoup moins distinctement
de loin si on l'arme d'un verre convexe, même faible ;

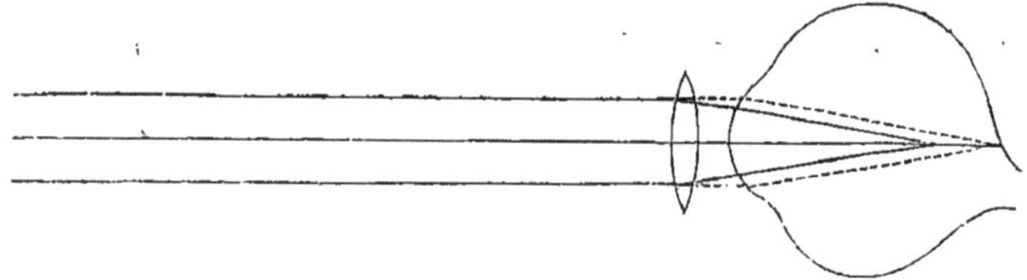

Fig. 12. — Effet d'un verre convexe sur la marche des rayons lumineux.

les rayons lumineux étant alors rendus plus convergents,
forment foyer en avant de la rétine, et par aucune espèce
d'adaptation l'œil ne peut reporter ce foyer en arrière
(voyez fig. 12). C'est le contraire pour un verre concave ;
les rayons parallèles étant rendus divergents, l'œil se
trouve obligé, pour les réunir sur la rétine, d'augmenter

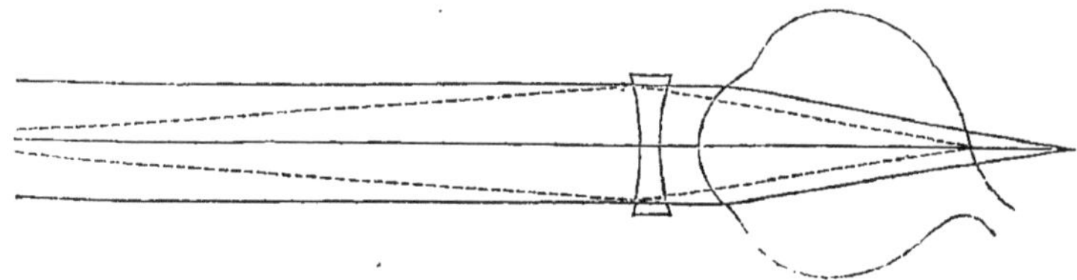

Fig. 13. — Effet d'un verre concave sur la marche des rayons lumineux.

sa force de réfraction, ce qu'il fait en usant de son pouvoir d'accommodation : le verre concave est *surmonté*
par un effort d'accommodation. Mais que le verre concave

verres négatifs, biconcaves; $+2$ veut dire lentille biconvexe de 2 pouces
de foyer (force de réfraction $= 1/2$); $—60$ veut dire lentille biconcave de
60 pouces de foyer (force de réfraction $= 1/60$).

soit un peu fort ou l'exercice continué longtemps, l'accommodation se fatigue et la vision perd sa netteté.

Lors donc qu'un verre concave améliore la vision,
nous pouvons hardiment conclure à la myopie; si c'est
un verre convexe qui permet de voir aussi distinctement
qu'auparavant, ou même améliore la vision, nous serons
en droit de diagnostiquer l'hypermétropie. Nous avons
l'habitude d'examiner de cette manière chaque œil à part.

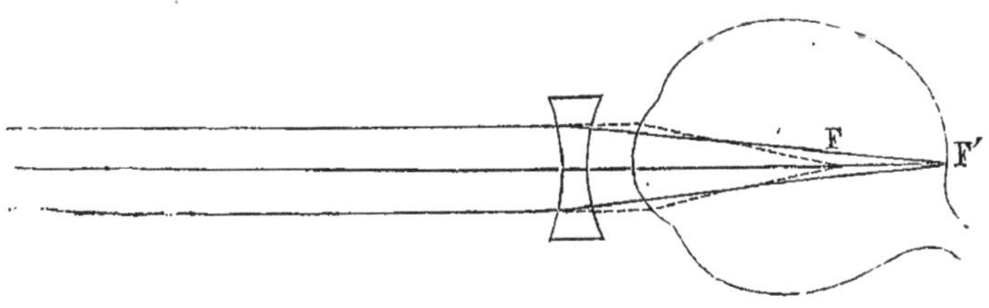

Fig. 14. — Foyer F d'un œil myope ramené en F', sur la rétine, par un verre concave.

Pour diagnostiquer le *degré* de l'anomalie, on essayera
successivement les verres de la série, en procédant des
plus faibles aux plus forts : le verre qui procurera la
vision la plus nette, et permettra, par exemple, de lire
n° XX à 20 pieds, indiquera le degré de l'anomalie. On
est en effet convenu de désigner le degré d'amétropie
par la force de réfraction du verre qui doit être ajouté à
l'œil amétrope pour que les rayons parallèles viennent
faire foyer sur la rétine. Ainsi H 1/12, veut dire hypermétropie exigeant un verre convexe n° 12 (verre + 12)
pour lire le n° XX à 20 pieds ; M 1/20 désignera un œil
myope qui a besoin d'un verre concave n° 20 (verre — 20)
pour obtenir le même résultat.

Pour le diagnostic du degré d'*hypermétropie*, il faut

s'arrêter au *verre le plus fort* avec lequel le malade voit le mieux ; pour la *myopie*, c'est l'inverse, il faut choisir le verre *le moins fort* avec lequel le malade voit le mieux.

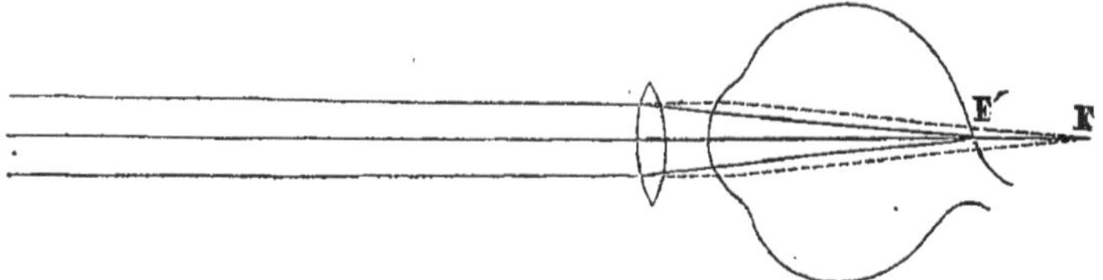

Fig. 15. — Foyer F d'un œil hypermétrope ramené en F', sur la rétine, par un verre convexe.

En effet, si nous choisissons un verre trop fort, le myope pourra voir encore aussi distinctement en faisant un effort d'accommodation, la myopie aura été surcorrigée sans qu'on s'en doute au premier abord ; ce n'est que par l'emploi continu de tels verres que l'on voit survenir la fatigue et la congestion des yeux. Pour les myopes, tenons-nous-en donc au verre le plus faible.

Pour l'hypermétrope, c'est l'inverse : d'ordinaire celui ci fait un effort d'accommodation ; les verres convexes ne font pas immédiatement relâcher le muscle qui continue à corriger ainsi une partie de l'hypermétropie. C'est cette portion de l'hypermétropie que l'on appelle *latente* (Hl) ; la portion que corrige le verre est l'*hypermétropie manifeste* (Hm). Nous devons donc ici choisir le verre le plus fort, pour restreindre le domaine de l'hypermétropie latente, et éviter ainsi autant que possible l'erreur qui résulte de la correction par l'accommodation. Nous possédons, d'ailleurs, un moyen très-simple de nous mettre à l'abri de toute erreur ayant sa cause dans des efforts d'accommodation, en la paralysant par l'atropine.

Donnons ici quelques exemples : Un malade avec — 12 arrive presque à lire n° XX à vingt pieds ; avec — 10 il lit tout à fait bien ; avec — 8 il lit encore : nous diagnostiquerons $M = 1/10$. Un autre sujet lit n° XX à vingt pieds ; + 30 lui permet de lire plus facilement ; en employant + 24, il lit facilement après avoir conservé pendant quelque temps les lunettes devant ses yeux (l'accommodation s'est peu à peu relâchée) : nous diagnostiquerons $Hm = 1/24$. Si à ce même malade nous instillons une goutte d'atropine, nous observons qu'il ne lit plus du tout de loin, mais que des verres convexes lui permettent de lire, et parmi eux c'est le verre + 12 qui lui permet de lire n° XX à 20 pieds. Nous diagnostiquerons H (hypermétropie totale) $= 1/12$, donc $Hl = H — Hm = 1/12 — 1/24 = 1/24$. L'hypermétropie latente, cachée par l'accommodation, était de $1/24$.

Lorsque les malades ne savent pas lire, on supplée aux échelles typographiques en leur faisant compter des traits verticaux ou horizontaux ayant entre eux la même distance que les traits des lettres du n° XX.

C'est ainsi qu'à l'aide des échelles typographiques on détermine l'espèce et le degré des anomalies de la réfraction. Les mêmes échelles servent en pratique à déterminer le point le plus rapproché, P, et l'étendue approximative du champ d'accommodation ; pour cela on emploie des caractères plus petits : par exemple, n° I, qui doit se lire à 1 pied, n° II pour être lu à 2 pieds, et ainsi de suite.

Le second moyen de diagnostic, plus difficile il est vrai, mais qui rend d'excellents services dans un certain nombre de cas, c'est l'*ophthalmoscope*. Pour l'employer dans ce but, il faut que le médecin soit exercé, et même aussi que le malade s'y prête. Pour comprendre comment on peut reconnaître par l'ophthalmoscope les anomalies de la réfraction, il faut se reporter un instant à la théorie de cet instrument. Les rayons lumineux qui sortent de l'œil suivent le même chemin que ceux qui y entrent : il suffit de se placer sur le chemin de ces rayons sortants pour voir le fond de l'œil éclairé. Mais le difficile, c'est de se placer sur le chemin des rayons sortants sans gêner les rayons entrants, sans cacher la source lumineuse. Helmholtz a résolu le problème en transportant, à l'aide d'un miroir réflecteur, la source lumineuse au devant de l'œil de l'observateur ; ce miroir est percé d'un trou, ce qui permet à l'observateur de placer son propre œil sur le chemin des rayons qui reviennent de l'œil observé à la source lumineuse. Pour apprécier exactement l'état dé réfraction de l'œil examiné, il faut que ce dernier soit au repos, c'est-à-dire que l'accommodation n'agisse pas, ce à quoi on peut arriver à la rigueur en instillant de l'atropine dans l'œil qu'on observe. Si le malade est myope, les rayons sortiront convergents et viendront faire une image réelle et renversée du fond de l'œil au point le plus éloigné de la vision distincte : ce sera à 10 pouces chez un myope 1/10, à 5 pouces pour M = 1/5. L'observateur, par l'exercice, doit savoir quel effort d'accommodation il fait lui-même à un moment donné, et pourra ainsi, d'après l'endroit que l'image perçue occupe et sa distance de l'œil examiné, déterminer approximativement le degré de la myopie.

De même pour l'hypermétropie : ici nous avons affaire à des rayons qui sortent divergents ; l'image du fond de l'œil se fait en arrière de l'œil observé, elle est droite, agrandie, virtuelle ; les divers efforts d'accommodation et la distance à laquelle se place l'observateur le renseigneront ici encore sur le degré de l'anomalie. Si l'observateur s'est habitué à savoir à volonté relâcher complétement son accommodation, l'examen deviendra à la fois plus facile et plus précis. Pour le débutant dans ce genre d'exploration, une série de verres convexes et concaves que l'on place devant son œil, derrière l'ophthalmoscope viennent en aide à cette étude. Si l'on a besoin d'un verre concave, c'est une preuve que les rayons sortent convergents, que le sujet observé est myope ; et la force du verre employé indiquera le degré de l'anomalie : si c'est un n° 10, M égalera 1/10. De même pour l'hypermétropie, où les rayons divergents seront ramenés au parallélisme par un verre convexe (1).

Ce moyen est très-utile dans des cas de simulation, ou lorsqu'on a affaire à des enfants ou à des illettrés.

Nous avons déjà donné quelques exemples d'anomalies de la réfraction, nous allons en donner encore en faisant intervenir ici la question d'âge, c'est-à-dire la presbyopie.

1° Un jeune homme lit n° I à 9 pouces, n° II à 18 pouces, mais il ne peut pas lire le n° XX à vingt pieds ; il ne lit pas même à cette distance le n° LX : tout ceci nous prouve que nous n'avons pas affaire à un simple affaiblis-

---

(1) Nous supposons ici que l'observateur a lui-même un œil normal, ni myope ni hypermétrope, ou qu'il l'a rendu tel par l'usage des verres appropriés.

sement de la vision, puisque le malade voit très-bien de près, tandis que de loin il paraîtrait avoir perdu plus du tiers de sa force visuelle. En effet,— 10 lui fait lire n° XX à vingt pieds ; — 9 lui permet de lire aussi bien ; avec — 8 il voit moins bien, de même qu'avec — 10 : il existe $M = 1/10$.

2° Un jeune homme ne peut pas lire n° XX. à vingt pieds ; il peut lire n° I à 12 pouces, mais pas plus près ni pendant longtemps, parce que ses yeux se fatiguent rapidement. On lui donne un verre + 8 : il lit n° XX à vingt pieds et n° II jusqu'à 6 pouces. Il avait $H = 1/8$.

3° Un homme de cinquante ans a vu très-bien de près et de loin jusqu'à trente ans ; à cette époque, il a été obligé de se servir de lunettes pour lire : il a remplacé peu à peu ses lunettes par d'autres plus fortes, et maintenant non-seulement il ne voit pas de près, mais il ne distingue plus bien les objets éloignés. Cependant + 24 lui permet de lire n° XX à vingt pieds, + 12 lui permet de lire de près. C'est un hypermétrope dont l'hypermétropie était restée latente tant que l'accommodation était forte. Mais, avec l'âge, cette faculté s'est affaiblie, et nous avons maintenant $Hm = 1/24$. De plus, il est presbyope, puisqu'il a besoin de verres convexes plus forts pour voir de près.

TROISIÈME LEÇON.

DES DIFFÉRENTES ESPÈCES DE LUNETTES.

Nous avons déjà souvent eu à parler, et nous parlerons encore souvent de *lunettes* et de *verres*. Avant de poursuivre l'étude de l'amétropie et des anomalies de l'accommodation, nous voulons donner quelques indications sur les diverses espèces de lunettes usitées en oculistique.

1° Les lunettes destinées à préserver l'œil des corps étrangers ou de la trop forte lumière sont appelées *conserves*. Elles sont faites de verre plan ordinaire, dit *neutre*. Le plus souvent elles sont teintées de noir, bleu, vert, ou de la nuance appelée *fumée*. Ces lunettes ont simplement pour but de faire voir les objets moins éclairés. Les verres doivent être aussi grands que possible, pour empêcher la lumière de pénétrer périphériquement autour du verre. A cet effet, on emploie des verres de la forme d'un verre de montre (verres *coquilles*), ou bien on préserve les parties latérales par des morceaux de taffetas. Il est en effet très-gênant et même dangereux de voir certaines parties du champ visuel à une lumière tamisée, tandis que d'autres sont fortement éclairées. D'ailleurs, les objets vus ainsi périphériquement sont colorés de la couleur complémentaire de celle du verre : par exemple, sont jaune orangé lorsque le verre est teinté de bleu. Ces lunettes ne doivent être employées qu'au dehors, au grand jour, ou à la lumière artificielle. Les verres trop foncés rendent les yeux très-sensibles à la lumière lorsqu'on ne s'en sert plus, et peuvent en outre devenir dangereux par la plus grande quantité de chaleur qu'ils absorbent; c'est là un point qu'il ne faut pas perdre de vue, quand on prescrit des verres foncés.

2° Une seconde espèce de lunettes est appelée *lunettes sténopéiques* (de στενὸς, étroit, et ὀπὴ, fente). Comme leur nom l'indique, ce sont des lunettes percées d'une fente ou d'un trou. Après avoir indiqué leur usage, nous reviendrons sur la disposition qu'on leur donne. — Lorsqu'on regarde un objet, il pénètre dans l'œil non-seulement la lumière qui vient de cet objet, mais encore des rayons lumineux provenant de tous côtés, rayons inutiles, gênants même, en ce sens qu'ils viennent recouvrir ceux qui émanent de l'objet qu'on regarde. On peut facilement en faire l'expérience en regardant un tableau placé entre deux fenêtres et éclairé par une troisième située derrière l'observateur : les détails du tableau ressortiront beaucoup mieux si l'on obscurcit les deux fenêtres latérales. Donc, la lumière périphérique est plutôt gênante qu'utile. Si cela est déjà vrai pour l'œil normal, c'est encore plus vrai pour un œil atteint d'opacités, de taies de la cornée. La lumière qui passe à travers ces taies n'est d'ailleurs pas réfractée régulièrement, mais *diffusée* dans toutes les directions ; la taie fera ombre sur l'image de l'objet regardé. Ceci est aussi vrai pour les opacités du cristallin et du corps vitré. Lorsque les taies sont demi-transparentes, elles sont encore, si c'est possible, plus gênantes, parce

qu'alors il y a encore davantage de lumière diffusée (1).
Nous possédons un moyen d'exclure ces taies de la vision,
c'est la lunette sténopéique. Si en effet on exclut de la
vision les parties opaques, et qu'on ne laisse des trous ou
des fentes que devant les parties transparentes, la diffusion
de la lumière n'aura plus lieu.

Les lunettes sténopéiques ont diverses formes. Les
lunettes d'essai (qui d'ailleurs servent encore dans d'au-

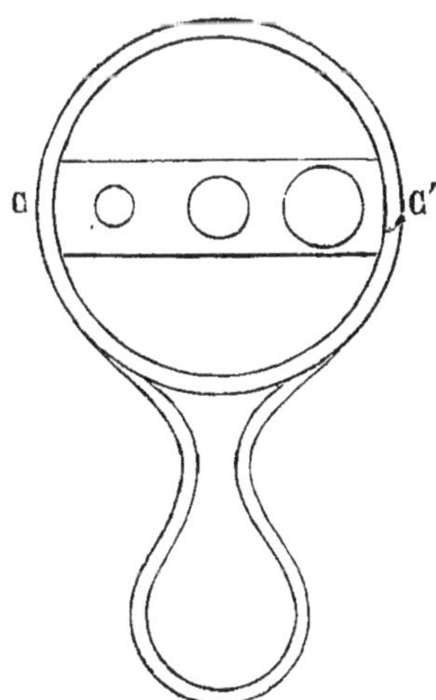

FIG. 16. — Lunette sténopéique à trous : ces trous peuvent être recouverts par deux
plaques mobiles s'avançant de chaque côté dans la coulisse CC'.

tres occasions, comme nous le verrons à propos du diagnostic de l'astigmatisme) consistent en un disque métallique porté sur un manche ; ce disque est percé d'une fente
que l'on peut agrandir ou rapetisser à volonté ; de plus,
la lunette est mobile dans sa monture, de sorte qu'on peut

(1) On peut se donner une idée des inconvénients de la diffusion de la
lumière en regardant à travers un verre dont certains points sont dépolis. On
est alors dans les mêmes conditions qu'un individu qui regarde à travers une
cornée dont quelques parties sont à demi transparentes.

tourner la fente dans toutes les directions. D'autres lu—
nettes sont percées, au lieu d'une fente, de trous de diverses
dimensions que l'on peut ouvrir ou cacher à volonté. On

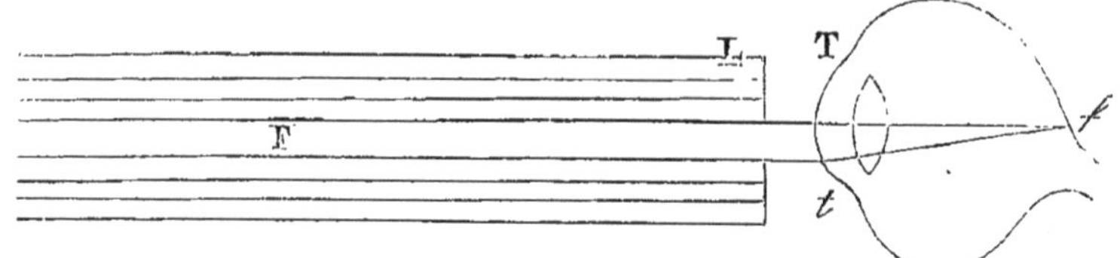

Fig. 17. — T, *t*, taies de la cornée; L, lunette sténopéique ne laissant passer
que le faisceau F*f*.

place ces trous devant les parties dépourvues d'opacités.
On marque alors sur un verre de lunette ordinaire,
neutre, concave ou convexe, la place que l'opticien doit

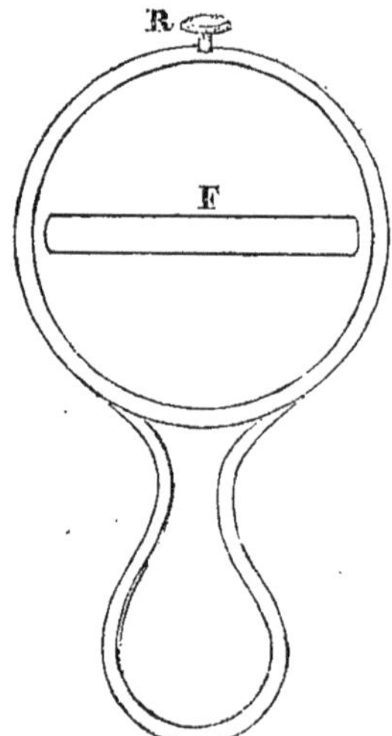

Fig. 18. — *f*, fente sténopéique; *r*, vis servant à agrandir la fente à volonté. Le disque est
mobile dans sa monture, de sorte que la fente peut prendre toutes les directions voulues.

laisser libre; le reste doit être opaque, ce qu'on obtient
facilement en le recouvrant de taffetas ou d'un vernis noir.

3° On se sert aussi, en oculistique, de *verres prismatiques*. Un prisme dévie vers sa base les rayons lumineux
qui le traversent. Lors donc qu'on place un prisme devant

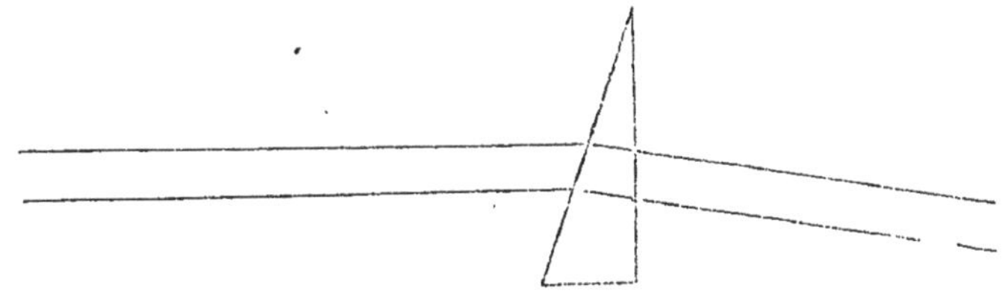

Fig. 19. — Rayons lumineux déviés sur le bord du prisme.

un œil, les rayons lumineux iront se réunir sur un point
de la rétine situé davantage du côté de la base du prisme.
Comme la rétine projette ses impressions au dehors dans

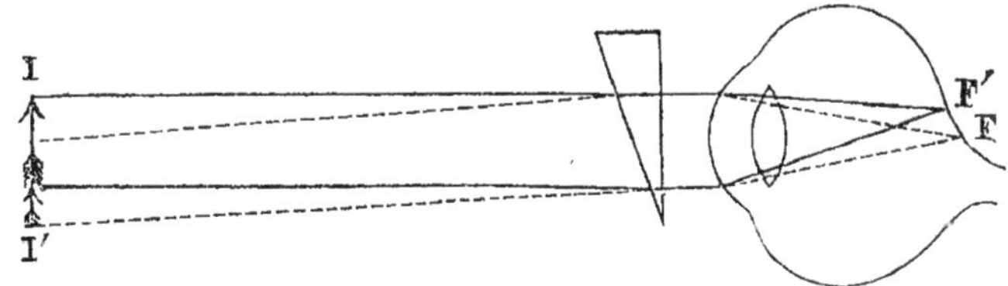

Fig. 20. — Position apparente de l'objet pour l'œil armé d'un prisme.

la direction des rayons lumineux qui l'abordent, l'objet
semble reporté dans le sens du prolongement des rayons
lumineux déviés, c'est-à-dire du côté de l'arête du prisme.
Si donc un des yeux est armé d'un prisme, il en résulte
une diplopie binoculaire ; l'œil libre voit l'objet à la place
où il est réellement situé, l'œil armé du prisme le voit
situé du côté de l'arête du prisme.

Par conséquent, lorsque le prisme est tourné la *base
en dehors* devant l'œil gauche, cet œil verra l'objet plus à
droite, la *diplopie sera croisée*. Au contraire, lorsque le

prisme devant l'œil gauche a sa *base en dedans*, l'image double se fera à gauche de l'objet, la *diplopie sera homo-*

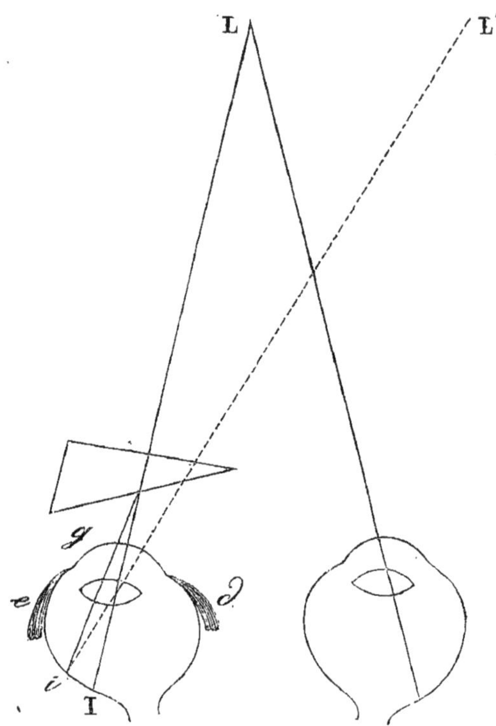

Fig. 24. — Action d'un prisme à base en dehors : l'objet L est vu en L' par l'œil gauche. Il y a donc diplopie, et, puisque l'image droite vient de l'œil gauche et l'image gauche de l'œil droit, *la diplopie est croisée*.

nyme. Si l'on tourne la base du prisme *en haut ou en bas*, les deux images seront *superposées.*

On observe que lorsque le prisme est tourné par exemple la base en dehors, la diplopie ne dure qu'un moment; on voit la seconde image marcher vers l'objet et se fusionner avec ce dernier. Si l'on regarde l'œil qui se trouve derrière le prisme, on voit alors qu'il louche, qu'il est dévié en dedans. Que s'est-il passé ? Quelques mots suffiront pour l'expliquer : Nous avons une antipa-

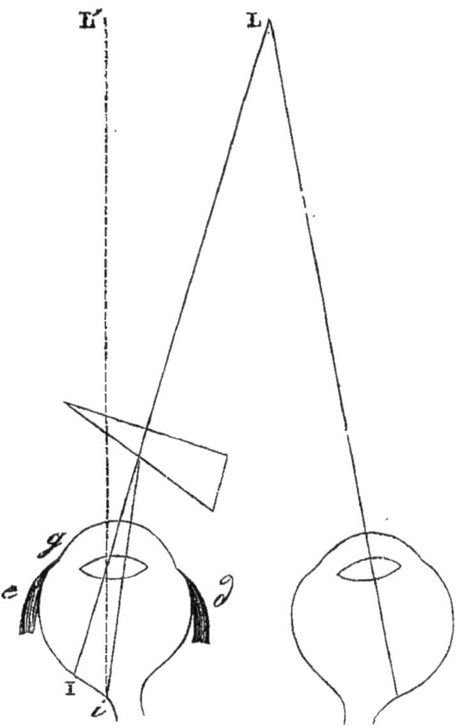

Fig. 22. — Action d'un prisme à base en dedans : l'objet L est vu en L' par l'œil G, il y donc diplopie, et, puisque l'image gauche vient de l'œil gauche et l'image droite de l'œil droit, *la diplopie est homonyme.*

thie naturelle contre les images doubles, et autant que faire se peut, nous cherchons instinctivement à les fusionner. Pour cette fusion et pour que l'objet soit vu simple, il faut que dans les deux yeux son image se trouve sur les *taches jaunes* ou du moins sur des *points identiques* ou *correspondants* des deux rétines. Dans l'œil armé du prisme (fig. 21), l'image se forme *en dehors* de la tache jaune, puisque le prisme a sa base en dehors ; pour ramener la tache jaune à l'endroit où se fait l'image du point fixé, il faut que le pôle postérieur de l'œil soit

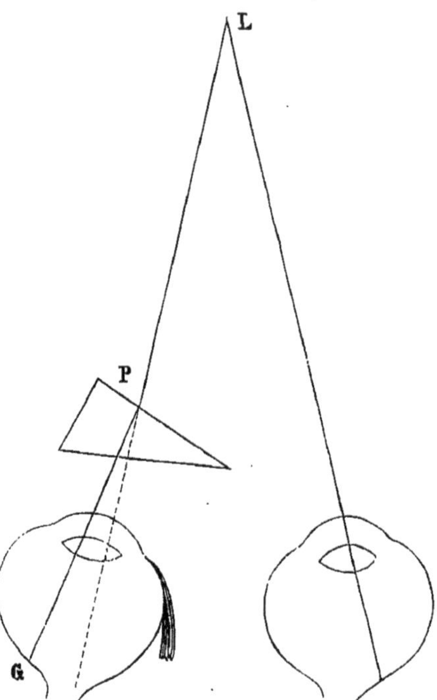

Fig. 23. — L'effet du prisme est annulé, les deux images sont fusionnées par la convergence de l'œil gauche, dont la tache jaune se trouve ainsi amenée vers le rayon lumineux LPG.

tourné en dehors, par conséquent le pôle antérieur tourné en dedans, ce qui se fait par une *contraction isolée du muscle droit interne* (voy. fig. 23). Il est évident que la contraction du muscle doit être d'autant plus forte que le prisme placé devant l'œil a été choisi lui-même plus fort.

La même chose a lieu pour le *muscle droit externe* lorsque le prisme a sa base en dedans (voy. fig. 22 et 24). Seulement, tandis que le muscle droit interne, par la force de ses contractions, peut *surmonter* un prisme de plus de

30 degrés ; c'est à peine si, dans des conditions normales, le droit externe peut vaincre un prisme de

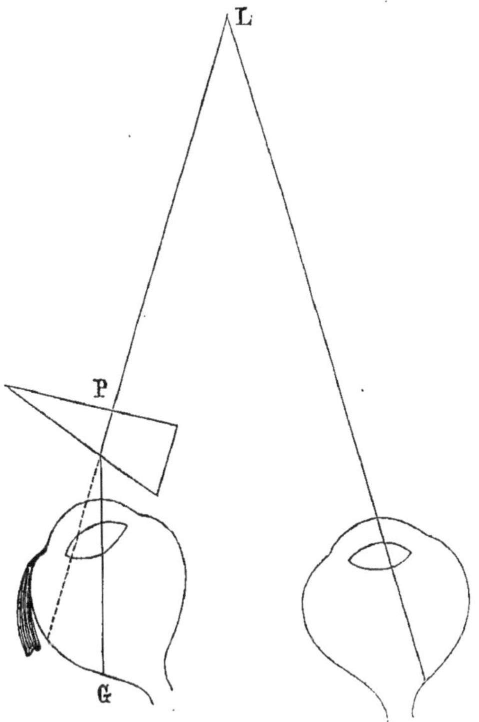

FIG. 24. — La divergence de l'œil gauche porte le rayon LPG sur la tache jaune,
et la diplopie, causée par le prisme, disparaît.

8 degrés. Pour produire une diplopie superposée permanente, il suffit d'employer un prisme de 2 ou 3 degrés,
avec sa base en haut et en bas.

Nous voyons par ceci que nous pouvons, au moyen des
prismes, provoquer des contractions musculaires isolées,
ce qui est d'un grand avantage en nous permettant
d'instituer pour l'œil des *exercices gymnastiques méthodiques*. M. Krecke, d'Utrecht, a le premier proposé l'emploi des prismes pour *remédier à la diplopie :* en effet, si

l'on peut produire de la diplopie au moyen d'un prisme,
inversement on peut neutraliser celle-ci par le prisme,
qui produirait une diplopie en sens inverse. M. de Graefe
a montré la très-grande utilité que l'on peut retirer de
l'emploi des prismes, au point de vue orthopédique et
en traitant les anomalies de l'appareil musculaire de l'œil ;
j'aurai l'occasion d'indiquer avec détails les principes de
cette thérapeutique. De plus, le savant professeur de
Berlin a inauguré l'emploi des prismes comme *moyen de
diagnostic* dans des cas d'*affaiblissements, de paralysies
de muscles isolés* et dans les cas d'*insuffisance musculaire.*
Lorsqu'en nous occupant de la myopie, dont l'insuffisance
musculaire est souvent une complication, nous parlerons
de cette anomalie, nous verrons comment, à l'aide d'un
prisme à base en haut ou en bas, nous détruisons la vision
binoculaire et abandonnons chaque œil à ses tendances
naturelles ; comment nous déterminons le degré de l'insuffisance à l'aide d'un prisme à base en dedans, qui
ramène les deux images à superposition ; enfin commen
nous mesurons, toujours à l'aide des prismes, la force
de chacun des muscles droits externe et interne, afin de
trouver ainsi des indications pour la thérapeutique de
l'insuffisance.

4° Il nous reste à parler des *verres de lunettes proprement dits*, c'est-à-dire des *lentilles convexes et concaves.*
Nous devons rappeler ici les lois optiques qui nous
enseignent que *les rayons parallèles qui pénètrent dans
une lentille biconvexe en sortent convergents*, et viennent
former une *image réelle et renversée* de l'objet lumineux
en un point situé sur l'axe de la lentille, à la distance du

céntre de courbure, point nommé *foyer principal* de la lentille. Réciproquement les rayons venant du foyer sortent de la lentille parallèles.

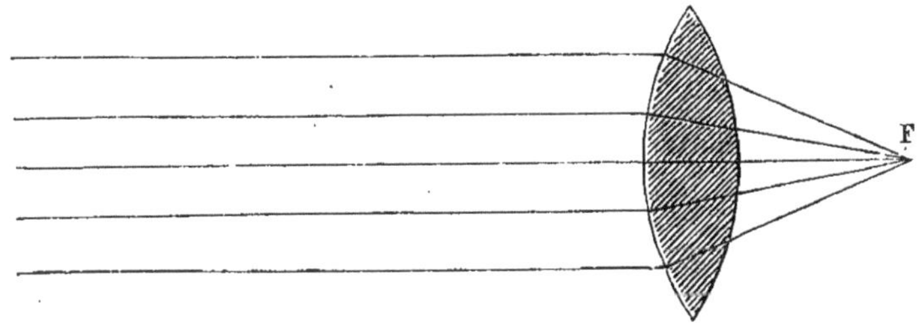

Fɪɢ. 25. — F, foyer principal de la lentille.

Les *rayons parallèles qui traversent une lentille bicon-cave en sortent divergents*, et leurs prolongements dans le sens des rayons incidents se réunissent en un point

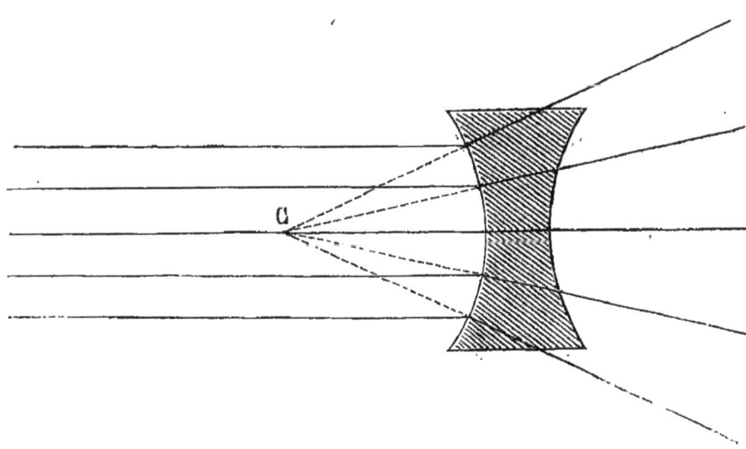

Fɪɢ. 26. — Lentille biconcave, faisant diverger les rayons parallèles et réunissant leurs prolongements en son foyer virtuel C.

situé sur l'axe de la lentille à la distance de son centre de courbure, point que l'on appelle *foyer principal*. Ici ce *foyer est virtuel* et l'*image formée est aussi virtuelle et droite.* Réciproquement les rayons venant du foyer (ou plutôt les rayons convergents dont les prolongements s'en-

FIG. 27. — Verres plans-convexes et plans-concaves.

trecroiseraient au foyer) sortent de la lentille parallèles. Outre ces lentilles, on a aussi des verres *plans-con-*

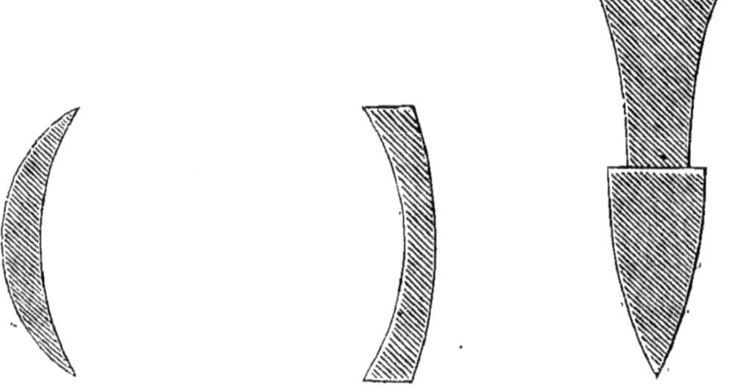

FIG. 28. — Ménisque.   FIG. 29. — Verre Franklin.

vexes et *plans-concaves*, mais on les emploie peu, parce que leur *aberration* (1) est trop forte. On emploie aussi

(1) Il y a deux espèces d'*aberration*, l'*aberration de sphéricité*, en vertu de laquelle le foyer n'est pas un point, mais une ligne ; en effet, les rayons réfractés près des bords de la lentille ne se réunissent pas au même point que ceux réfractés près du centre. La seconde aberration est l'*aberration de ré-frangibilité*, et provient de l'inégale réfrangibilité des diverses couleurs du spectre : c'est elle qui produit l'irisation du bord des images.

des verres appelés *ménisques* (voy. fig. 28) ou verres *périscopiques* (de περὶ, autour, et σκοπεῖν, *regarder*), parce qu'ils offrent l'avantage de réfracter les rayons qui passent à une certaine distance du centre de la même façon que ceux qui passent à leur centre même, ce qui permet aux yeux qui font usage de ces lunettes de regarder obliquement à travers ces verres et d'éviter ainsi les mouvements de la tête lorsqu'ils veulent voir de côté.

On se sert encore de *verres Franklin* : ce sont des verres composés de deux moitiés de verres, l'un concave et l'autre convexe; ce dernier se trouve en bas. Franklin, en effet, était myope 1/20 et presbyte 1/20 : lorsqu'il regardait de loin, il voyait à travers la partie supérieure de ses verres et sa myopie était corrigée; quand il lisait ou écrivait, il regardait à travers la portion inférieure, convexe, de ses lunettes. Ces verres sont très-utiles et l'on peut en faire usage pour mesurer rapidement l'accommodation relative (voyez Leçon Ire) ; le verre convexe indique la quantité d'accommodation déjà dépensée, le verre concave celle que nous avons encore en réserve : on examine le malade en le faisant lire attentivement par la partie supérieure et la partie inférieure du verre.

Dans le même ordre d'idées, **on a construit des** *verres à double foyer,* ayant par exemple à leur partie supérieure une force de réfraction|+ 1/12, à leur partie inférieure + 1/6; ou bien en haut — 1/20, en bas + 1/20 ; ces verres sont taillés sur une seule pièce et non plus sur deux pièces distinctes comme les verres Franklin.

Lorsque nous nous occuperons de l'*astigmatisme*, nous parlerons des *verres cylindriques*.

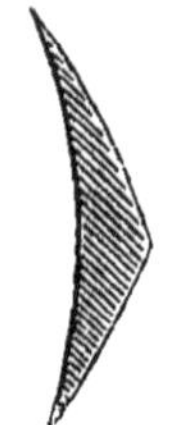

Fig. 30. — Verre à double foyer.

A propos de chaque anomalie en particulier, nous verrons que le choix des verres est une des parties des

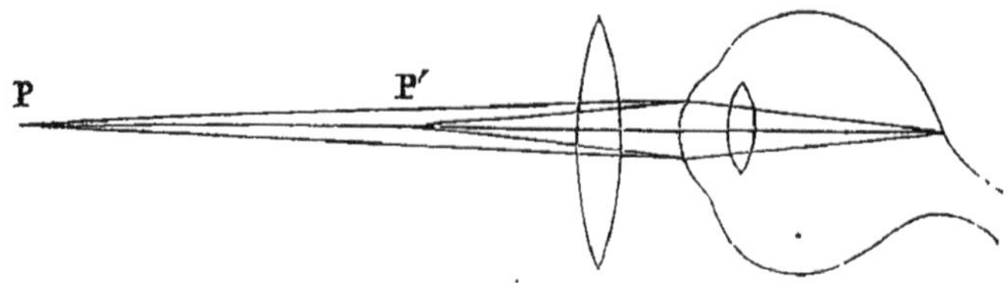

Fig. 31. — Point P reporté en P' par la lentille convergente.

plus importantes et aussi des plus difficiles de la thérapeutique oculaire. Nous ne pouvons ici donner de règles

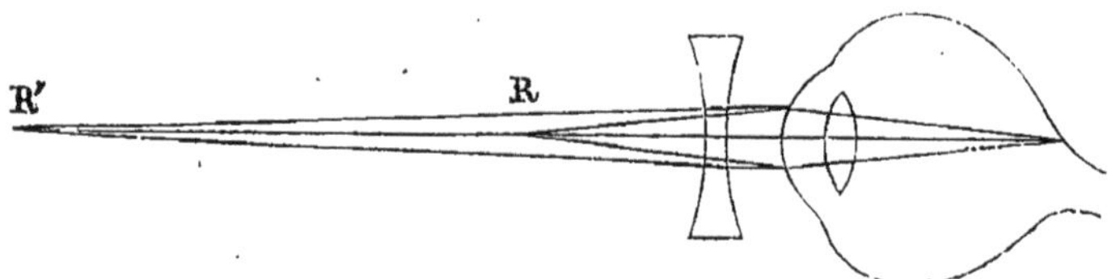

Fig. 32. — Point R reporté en R' par la lentille divergente.

même très-générales. Disons seulement en quelques mots quelle influence ont sur la vision les verres sphériques ordinaires.

Les *verres convexes* déplacent le point le plus rapproché (P) et le point le plus éloigné (R) de la vision distincte en les rapprochant de l'œil.

Les *verres concaves* font l'inverse, ils rendent les rayons plus divergents et écartent de l'œil le point R.

Les changements de distance que P et R subissent par l'emploi des verres amènent naturellement un changement radical dans le parcours de l'accommodation (les verres convexes diminuent, les verres concaves augmentent son étendue); tandis que l'amplitude absolue de l'accommodation est peu altérée par les lunettes.

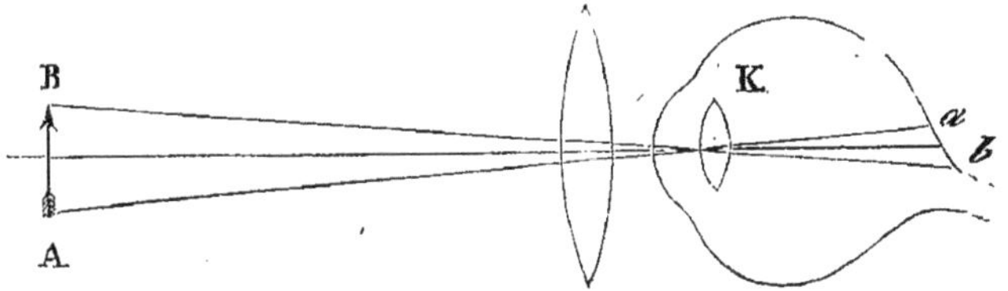

Fig. 33. — Le point K étant plus en avant, l'image rétinienne *ab* de l'objet AB est plus grande.

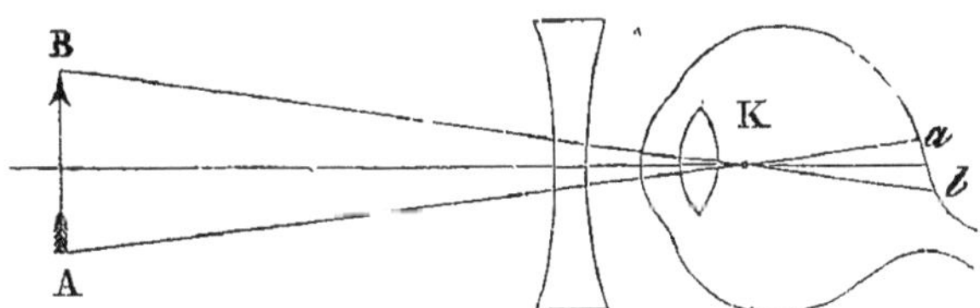

Fig. 34. — Le point K étant plus en arrière, l'image *ab* est plus petite.

De plus, les verres modifient la *grandeur* des images. Celle-ci dépend de la grandeur de l'arc sous-tendu sur la rétine par l'image : cet arc sera d'autant plus grand que le point d'entrecroisement des rayons lumineux (*point nodal*) est plus éloigné de la rétine. Or, nous avons vu antérieurement que les verres convexes, en rendant les rayons plus convergents, les font s'entrecroiser plus en avant; par conséquent le point nodal (K dans les fig. 33 et 34) s'éloignant de la rétine, les images sont plus grandes. Les verres concaves, au contraire, déplacent le point nodal en arrière, puisque la convergence des rayons lumineux est diminuée ; par conséquent le point nodal doit se rapprocher de la rétine et les objets paraissent plus petits.

Rappelons encore, mais c'est ici un point moins important et sur lequel nous ne nous appesantirons pas, que les verres sphériques modifient notre jugement sur la *distance* et sur le *relief* des objets.

QUATRIÈME LEÇON.

EMMÉTROPIE. INFLUENCE DE L'AGE SUR LA VISION. PRESBYOPIE.

Existe-t-il en réalité un seul œil absolument normal au point de vue de la réfraction? Les recherches physiologiques semblent démontrer le contraire, le foyer des rayons parallèles se ferait donc toujours un peu en avant ou en arrière de la rétine. Cela est facile à concevoir, si l'on songe que tout objet, pour être perçu nettement, doit faire son image exactement sur la couche des cônes et bâtonnets, qui n'a guère que 5 à 7 millièmes de millimètre d'épaisseur; même les vaisseaux de la rétine peuvent, dans de certaines circonstances, faire image sur cette couche. En réalité tout œil est un peu myope ou hypermétrope; on trouve toujours un verre, aussi faible qu'il soit, avec lequel on voit mieux de loin qu'à l'œil nu.

Pour arriver à construire un œil type que la nature ne réalise jamais, on s'est basé sur les calculs des indices de réfraction de la cornée, du cristallin, des humeurs aqueuse et vitrée, sur les mesures des rayons de courbure des surfaces réfringentes, sur l'épaisseur des divers milieux de l'œil.

Listing a ainsi construit l'*œil type* ou *œil schématique ;* Listing et Donders ont pour plus de simplicité encore construit l'*œil réduit*, formé d'un seul milieu réfringent dont l'indice de réfraction est 4/3 et la longueur 20 millimètres. C'est d'après l'œil schématique qu'ont été exécutés tous les calculs relatifs à la réfraction de l'appareil dioptrique oculaire.

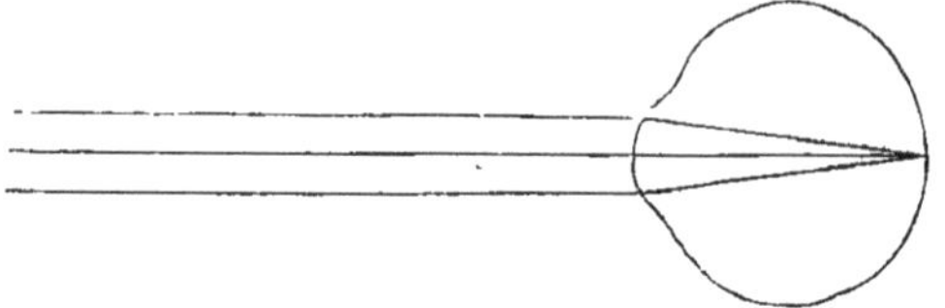

Fig. 35. — Œil réduit.

Sur cet œil on peut aussi se rendre compte de la différence qui existe entre l'*axe optique* et la *ligne visuelle*. L'axe optique est la ligne qui réunit le centre de la cornée et le pôle postérieur de l'œil; la ligne visuelle réunit la

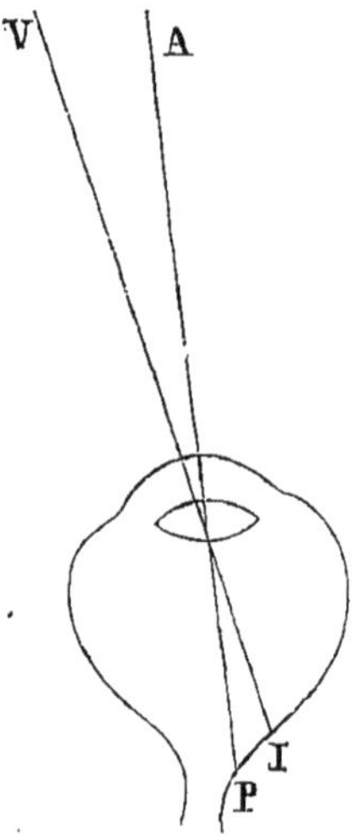

Fig. 36. — AP, axe optique d'un œil emmétrope; Iv, ligne visuelle.

tache jaune, point de la vision la plus nette, et l'objet que l'on regarde; ces deux lignes s'entrecroisent au centre optique (voy. fig. 36). La tache jaune est située en dehors du pôle postérieur, par conséquent, *la ligne visuelle passe en dedans du centre de la cornée.* Ajoutons tout de

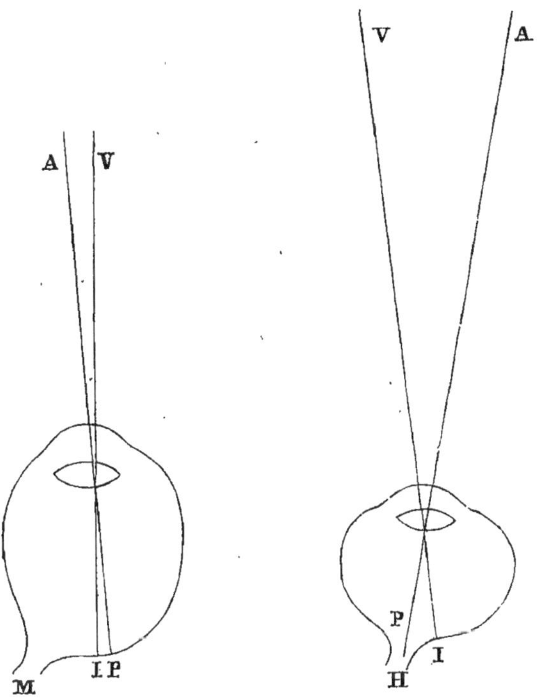

Fig. 37. — Axe optique et ligne de visée d'un œil myope et dans un œil hypermétrope.

suite que chez l'hypermétrope, par suite de la forme de son globe oculaire, la différence entre les deux lignes nommées est encore bien plus grande, de sorte que lorsqu'il regarde de loin, ses yeux paraissent diverger (voy. fig. 37). C'est le contraire chez le myope : la ligne visuelle se rapproche du centre de la cornée et peut même passer en dehors de ce centre (voy. fig. 37), de sorte que le myope paraît converger lorsqu'il regarde de loin. C'est là un *strabisme apparent* qu'il faut se garder de confondre avec le *strabisme réel*, qui atteint les myopes et les hypermétropes, et dont nous parlerons en traitant de ces anomalies.

Nous passons maintenant à l'*étude de l'influence que l'âge exerce sur la vision.*

L'âge amène une *diminution de la force visuelle* et une *perte progressive de la faculté d'accommodation.*

Nous allons énumérer les changements anatomiques qui amènent ces troubles fonctionnels. La cornée et la conjonctive perdent de leur brillant ; la chambre antérieure devient plus étroite, la pupille se rétrécit, l'iris perd sa nuance, et devient plus clair. Les membranes hyalines du globe oculaire s'épaississent par l'adjonction de nouvelles couches de substance hyaline, ce qui leur fait perdre de leur transparence normale ; il s'y forme même quelquefois des excroissances condylomateuses qui empiètent sur les tissus adjacents. La sclérotique perd de son élasticité ; il peut même se former en divers endroits des dépôts calcaires dans l'œil. Le nerf optique, dans beaucoup de cas, paraît moins transparent à l'ophthalmoscope. Le fond de l'œil se voit d'ailleurs moins distinctement. Les milieux réfringents sont moins transparents, ils présentent des irrégularités qui ne font qu'augmenter avec l'âge. Les mouches volantes que l'on aperçoit lorsqu'on regarde le ciel bleu, et qui sont formées par l'ombre des éléments normaux de l'hyaloïde et du corps vitré, deviennent souvent plus distinctes. Le corps vitré réfléchit plus de lumière. Le cristallin surtout s'altère peu à peu en devenant plus dense du centre à la périphérie ; il jaunit et réfléchit de plus en plus la lumière, la pupille change alors de nuance et présente un reflet gris-jaunâtre; il arrive même que l'on distingue la séparation du cristallin en trois parties et que l'on diagnostique à tort une cataracte au début.

Tous ces changements influent naturellement sur la *force visuelle* (S). A 50 ans on a perdu 1/5 de sa force visuelle, $S = 4/5$; à 60 ans, $S = 3/4$; à 70 ans, $S = 2/3$; à 90 ans, $S = 1/2$. C'est donc un affaiblissement naturel qui accompagne l'insénescence générale.

De plus l'*accommodation s'affaiblit*. Le point le plus rapproché de la vision distincte, P, s'éloigne de l'œil; l'étendue du champ d'accommodation diminue. A 10 ans on pouvait lire même à 3 pouces; à 20 ans on ne lit plus qu'à 4 pouces; puis P s'écarte de plus en plus : à 40 ans il est à 8 pouces; à 50 ans à 15 pouces; à 60 ans à 24 pouces, et ainsi de suite. Ces chiffres ont été obtenus par de nombreuses séries d'observations faites surtout par M. Donders. La *cause* de cette diminution graduelle de la force d'accommodation réside-t-elle dans le muscle seul ou bien aussi dans le cristallin? Le muscle de Brücke ne diminue guère de force à l'âge où l'individu ressent les premières atteintes de l'affaiblissement de son accommodation; mais le cristallin, dès le début de la vie, devient de plus en plus dense (en rapport avec ceci, nous observons que les cataractes en général sont d'autant plus dures que le malade est plus avancé en âge). Il est évident que plus le cristallin est dense, moins il est apte à changer de courbure. Aussi voyons-nous l'affaiblissement de l'accommodation marcher de pair avec la sclérose du cristallin. La réfraction finit elle-même par en être atteinte, de sorte que vers 80 ans, le point R s'éloigne de l'œil ; il se produit alors dans l'œil normal une légère hypermétropie ; la force de réfraction du cristallin a donc diminué à mesure que cet organe devenait plus résistant.

Cependant dans l'énumération des causes physiologiques de l'affaiblissement de l'accommodation il faut, en second lieu, ajouter à la diminution dans l'élasticité du cristallin l'affaiblissement du muscle de l'accommodation. Cet affaiblissement qui ne survient qu'à une époque plus avancée de la vie et accompagne le déclin de nos forces musculaires générales, joue alors un rôle d'autant plus important, que la sclérose du cristallin exige peut-être une force plus grande pour y opérer les changements de courbure nécessaires à l'acte de l'accommodation.

Lorsque l'affaiblissement de l'accommodation a atteint un degré déterminé et que par suite de cet affaiblissement P (le point le plus rapproché de la vision) s'est écarté jusqu'à 8″ de l'œil et au delà, nous disons que l'individu est atteint de *presbyopie*. Le nom de *vue longue* par lequel on a désigné ce même état est tout à fait impropre, puisque ce qui caractérise l'anomalie, ce n'est pas que le malade voie de loin, mais bien qu'il ne voie pas de près. Il résulte de ce que nous venons d'exposer que la presbyopie est le symptôme d'une diminution de la force d'accommodation. C'est l'état physiologique de tous les yeux normaux quand ils vieillissent, et si l'on veut en faire une anomalie, il faut la ranger parmi les anomalies de l'accommodation.

Cette diminution du champ de l'accommodation a lieu

dans tous les yeux normaux ou anormaux ; mais on comprend facilement, et nous démontrerons plus loin, qu'elle se fera ressentir tout autrement dans un œil normal que dans un œil myope ou hypermétrope.

Disons tout de suite qu'en choisissant la distance de 8 pouces, on a donné un point de départ arbitraire au symptôme presbyopie. Cependant cet arbitraire est justifié par le fait que c'est à cette distance que s'exécutent les travaux ordinaires qui exigent une vision nette de près, tels que la lecture et l'écriture. L'individu arrivé à ce degré de faiblesse accommodative, commence ordinairement à ne plus lire aussi facilement à la distance ordinaire (surtout le soir, quand l'œil est déjà fatigué ou le livre moins éclairé), et il est obligé d'éloigner son livre de l'œil en même temps qu'il cherche à l'éclairer autant que possible. Le plus grand éloignement du livre diminue la facilité de reconnaître les lettres, et la lecture devient pénible d'abord à l'éclairage artificiel et un peu plus tard aussi au jour ordinaire. C'est à partir de ce moment que l'on diagnostique la presbyopie. Celle-ci débute chez l'emmétrope entre 40 et 50 ans avec des différences individuelles.

Le *degré* de la presbyopie ne se mesure pas d'une manière mathématique comme celui de la myopie et de l'hypermétropie. On l'énonce en indiquant le numéro du verre convexe qui ramène à peu près à 8 pouces les rayons partant du point le plus rapproché de la vision du malade. Soit ce point à 12 pouces, si nous voulons trouver le verre convexe capable de permettre la lecture à 8″, il faut faire le calcul suivant : un verre convexe n° 8

($+ 1/8$) ferait voir comme venant de 8 pouces des rayons parallèles ; mais les rayons viennent de 12 pouces et non de l'infini, il faut donc enlever au verre $+ 1/8$ une force de réfraction capable de faire converger à 12 pouces des rayons parallèles, c'est-à-dire un verre $+ 1/12$; le verre à employer sera donc $1/8 - 1/12 = 1/24$ (convexe n° 24), et la presbytie aura le même degré.

Voyons maintenant l'influence de la presbyopie sur les yeux myopes et hypermétropes.

L'*hypermétrope* devient presbyte plus tôt que l'emmétrope. Il a besoin déjà de son accommodation pour voir de loin, c'est pourquoi elle lui fait de bonne heure défaut pour la vue de près. La presbyopie se mesurera chez l'hypermétrope après correction préalable de l'hypermétropie.

Il y a des *myopes* qui ne deviennent jamais presbytes : ce sont ceux chez lesquels le point R, le plus éloigné de la vision distincte, ne dépasse pas 8 pouces. Un myope $1/8$ ne lira jamais au delà de 8 pouces. Mais un myope plus faible deviendra presbyte avec l'âge, et c'est ce qui a fait dire que la myopie diminuait. En réalité elle ne diminue pas, puisque le point le plus éloigné de la vision distincte R reste à la même place, le point le plus rapproché P, seulement, s'éloigne de l'œil. Le degré de presbyopie se mesure pour l'œil myope comme pour un œil emmétrope.

Les myopes faibles ($1/24$) ont un certain avantage sur les emmétropes, en ce sens qu'ils n'ont pas besoin si tôt de lunettes pour lire, tandis que d'autre part leur myopie les oblige à peine à se servir d'un lorgnon pour voir de loin. Mais dès que la myopie est plus forte et progressive, le danger que fait courir à l'œil une telle anomalie est bien loin d'être compensé par le faible avantage que nous venons de signaler.

Traitement de la presbyopie. — Lorsqu'on a reconnu les premiers symptômes de la presbyopie, que l'on apprend par le malade que ses yeux se fatiguent, surtout le soir à la lecture, que les lettres lui paraissent moins noires, que les petits objets ne sont plus vus distinctement parce qu'on doit trop les éloigner, il faut prescrire l'*usage de verres convexes* qui permettent l'exercice de la vision rapprochée plus longtemps et sans fatigue.

Il ne faut pas, dans ce cas, permettre au malade de se priver de l'usage des lunettes et de fatiguer ses yeux sous le vain prétexte de les forcer ou de les exercer : l'expérience nous apprend que ces exercices, loin de les fortifier, ne font que les affaiblir.

Les emmétropes commenceront à se servir de verres convexes en général entre quarante et cinquante ans; c'est l'époque de la vie où, à la suite d'affaiblissement accommodatif, le point le plus rapproché de la vision distincte sera reculé au delà de 8 pouces. Si l'on rencontre des personnes qui, à l'âge indiqué, peuvent encore lire et écrire facilement sans lunettes, l'examen attentif de leur réfraction démontrera, à de rares exceptions près, l'existence d'une légère myopie.

Dans les premiers temps de la presbyopie, quand l'individu, à l'aide de grands efforts d'accommodation, pourrait encore lire, les verres convexes doivent surtout prévenir cette fatigue, qui ne permet pas de continuer le travail pendant longtemps et devient souvent la cause de sensations désagréables dans les régions péri-orbitaires,

de douleurs sourdes dans l'œil et de maux de tête ; les
verres convexes, dans ces cas-là, en rendant les rayons
lumineux plus convergents, viennent en aide au travail
du muscle de l'accommodation. Le fait, que les premiers
symptômes de la presbyopie se font sentir tout d'abord le
soir (parce que l'accommodation est déjà fatiguée du
travail de toute la journée et l'éclairage moins fort), et la
pensée non expliquée que l'usage des verres convexes
était nuisible aux yeux, ont inspiré le conseil de se servir,
au début de la presbytie, de simples verres bleus (conserves) : cette pratique est mauvaise, parce que les conserves n'aident pas l'accommodation et qu'en outre l'œil
s'habitue à la couleur bleue et finit par ne plus supporter
les autres couleurs.

Au début, le presbyope emploiera un verre convexe
très-faible, n° 60 par exemple, et s'en servira surtout le
soir ; par la raison que lorsqu'on peut travailler sans fatigue
pendant le jour, il est préférable de s'abstenir alors de lunettes et de les réserver pour les travaux à la lampe. A mesure que l'âge augmente et que la force accommodative
des yeux diminue, le presbyte a besoin de verres convexes de plus en plus forts, et l'on se demande naturellement comment on déterminera, dans chaque cas spécial,
les verres de lunettes nécessaires pour corriger le degré
de presbyopie. Ces verres peuvent être trouvés par l'essai
successif de la série des verres convexes en commençant
par les plus faibles. On arrêtera son choix sur le premier
qui permettra la lecture facilement à 8 pouces de distance,
car il est évident qu'avec ce même verre le presbyte
travaillera encore plus facilement à 10 ou 12 pouces,

distance que nous préférons ordinairement pour lire et pour écrire. Comme la diminution de la force accommodative dans les yeux emmétropes, toutes choses égales d'ailleurs, est en rapport direct avec les progrès de l'âge, il a été possible d'établir un tableau qui indique approximativement d'après l'âge le verre convexe exigé par le degré de la presbyopie.

Ce tableau (d'après Donders) met en regard : dans la 1re colonne, les âges, dans la 2e, les numéros des verres convexes correspondant à la presbytie des divers âges, dans la 3e, les distances de la vision, point éloigné et point rapproché, que permettent les verres convexes.

Ages.	Numéros des verres.	Distances de la vision distincte.
A 48 ans.	N° 60.	De 60 pouces à 10 pouces.
A 50 ans.	N° 40.	De 40 — à 10 —
A 55 ans.	N° 30.	De 30 — à 10 —
A 60 ans.	N° 18.	De 18 — à 12 —
A 65 ans.	N° 13.	De 13 — à 11 —
A 70 ans.	N° 10.	10 —
A 75 ans.	N° 9.	9 —
A 80 ans.	N° 7.	7 —

Si les numéros des verres convexes indiqués dans ce tableau peuvent servir, pour les yeux emmétropes, de point de départ des essais, il est cependant naturel que dans chaque cas spécial le choix définitif des verres doit tenir compte des circonstances particulières qui accompagnent la presbyopie. Lorsqu'un presbyte, par la nature de ses occupations, est obligé d'appliquer ses yeux à de très-petits objets et par conséquent à de très-courtes distances, on aura naturellement à lui choisir des verres convexes plus forts que ceux désignés par son âge ; des verres plus faibles suffiront au contraire pour les personnes qui doivent travailler à une plus grande distance que celle de la lecture ordinaire (par exemple les peintres, les musiciens). On trouvera ces verres facilement d'après les principes indiqués plus haut et par l'essai direct des verres convexes.

Hâtons-nous d'ailleurs de répéter que les numéros du tableau n'ont de valeur que lorsqu'il s'agit d'yeux emmétropes, et qu'il faut toujours commencer l'examen par s'assurer de l'état de réfraction des yeux.

Rencontrons-nous dans cet examen de l'hypermétropie, nous aurons à choisir un verre convexe qui neutralise cette anomalie de réfraction et en même temps vienne en aide à l'affaiblissement de l'accommodation. Supposons, par exemple, que chez un individu de soixante ans nous eussions trouvé une hypermétropie $1/18$ (qui serait neutralisée par un verre $+ 1/18$), il faudrait lui donner pour lire et écrire des verres convexes n° 9 ($1/18 + 1/18 = 1/9$). L'essai direct de ces verres décidera naturellement toujours si les verres ainsi calculés correspondent au besoin réel.

On comprend aisément que pour les myopes atteints d'affaiblissement d'accommodation, le verre doit être plus faible, puisque le trop de réfraction de l'œil dans la myopie compense en partie la perte de l'accommodation. Le numéro que l'on doit choisir dans ce cas n'est plus le verre correspondant à l'âge, comme nous l'indiquions dans le tableau, mais il faut faire la différence entre le degré de la myopie et le degré de la presbyopie correspondant à l'âge : ainsi, pour un myope $1/12$ âgé de soixante ans, ce n'est pas un verre + 18 que nous choisissons, mais bien un verre + 36. (1/12 — 1/18 = 3/36 — 2/36 = 1/36).

Lorsque, outre la faiblesse d'accommodation, l'œil est atteint de faiblesse de force visuelle (amblyopie), il arrive souvent que le verre convexe doit servir en même temps pour ainsi dire de loupe et grossir l'image rétinienne pour que le malade puisse voir. Le verre sera dans ce cas plus fort que celui qu'exige la presbyopie, et ne pourra être choisi que d'après les besoins du malade, c'est-à-dire en essayant différents numéros des verres.

Des précautions particulières sont nécessaires dans les cas de cataracte et de glaucome, maladies dans lesquelles, à côté de l'amblyopie, l'accommodation, abstraction faite de l'âge, diminue considérablement : dans le glaucome, par suite de la compression des nerfs qui animent le muscle de Brücke, dans la cataracte, par suite de la sclérose du cristallin qui ne peut plus se modifier dans sa forme. Dans la cataracte sénile au début, on peut donner des verres convexes pour faciliter le travail, tout en indiquant au malade le danger d'une application prolongée des yeux, qui ne peut que congestionner l'organe de la vision. L'usage des verres convexes plus forts ne présente pas plus de dangers dans ce cas que lorsque l'amblyopie résulte de taies de la cornée ou de causes inconnues (que nous ne pouvons découvrir par nos moyens d'exploration). Mais toutes les fois que le défaut d'accommodation est compliqué par une affection profonde de l'œil devenue la cause de l'amblyopie, l'emploi des verres convexes dans le but de grossir les images rétiniennes est à peine admissible et doit être entièrement proscrit lorsqu'il existe un état inflammatoire aigu.

Nous n'avons que peu de choses à dire sur *la forme des lunettes* dont le presbyte doit se servir. Les lunettes à verres ronds ou ovales sont le plus généralement employées et à bon droit ; pour les personnes qui, tout en travaillant, veulent regarder par moments de loin sans ôter leurs lunettes, on peut faire donner aux verres et à leur monture une forme (aplatie par en haut) telle, que les yeux puissent regarder au-dessus. En ce cas, lorsque les personnes sont hypermétropes ou myopes, on peut aussi prescrire des verres à double foyer. — En dehors des lunettes on se sert encore de lorgnons et de pince-nez. Les premiers, qu'il faut tenir à la main, peuvent servir quand le presbyte n'a besoin de ses verres que pour peu de temps, tandis que les pince-nez ayant les deux verres trop rapprochés, sont dans la plupart des cas moins utile pour l'usage prolongé.

Lorsqu'on prescrit des verres convexes forts, les deux verres de la lunette doivent être plus rapprochés l'un de l'autre que pour des verres faibles ; il faut, en effet, que le presbyte regarde, lorsqu'il se sert de verres forts, autant que possible à travers la moitié externe de ses verres et cela par la raison suivante : Les verres convexes, par leur propriété particulière de faire converger les rayons incidents font paraître l'image de l'objet plus éloignée que ce dernier ne l'est réellement. Cette différence produirait une diplopie croisée, si les deux yeux convergeaient sur le lieu réel occupé par l'objet. L'individu portant des lunettes à verres convexes corrige cette diplopie au moyen d'un mouvement de convergence exercé par les deux yeux et que l'on peut observer facilement en relevant subitement les lunettes. C'est aussi cette convergence qui, lorsqu'elle dépasse une certaine limite, devient la cause de la fatigue indiquée par toutes les personnes qui commencent à porter des verres convexes ou qui ont changé de verres, ou enfin qui se servent de verres trop forts. Pour suppléer à ce mouvement de convergence, on peut employer des verres prismatiques, à base tournée en dedans, qui dévient en dedans les rayons venant de l'objet, et dévient par

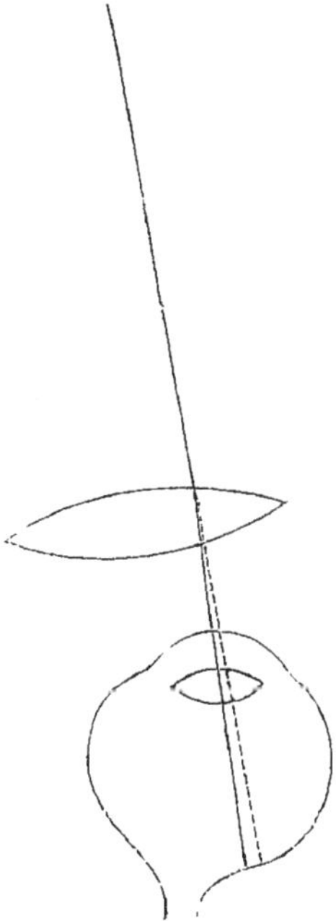

FIG. 38. — Position du verre biconvexe décentré, et son action sur la marche du rayon lumineux.

conséquent en dehors la ligne suivant laquelle l'œil voit l'image. Si maintenant on regarde une lentille biconvexe, on voit qu'on peut la considérer comme composée de deux prismes dont les bases seraient opposées; le sommet de l'un est en dehors, et c'est à travers cette partie externe du verre biconvexe que le presbyte doit regarder pour éviter aux muscles de son œil un mouvement de convergence exagéré.

Sauf les cas que nous avons signalés plus haut, et en observant les précautions que nous avons indiquées, les verres convexes ne sont jamais dangereux. Autant un verre concave trop fort, mal employé, peut être dangereux à cause des efforts d'accommodation qu'il nécessite, autant le verre convexe est innocent : cependant il est inutile et désavantageux au malade, dans l'intérêt de sa vision, de vouloir les choisir trop forts. C'est ici l'endroit de mentionner quelques erreurs encore assez répandues, l'une qui consiste à donner des verres convexes sans nécessité, l'autre à en priver le presbyte qui en a besoin, de peur de lui faire du mal, ou pour les remplacer par des exercices musculaires.

Disons tout de suite qu'il est inutile de donner des verres convexes avant que l'œil en ait besoin, sous prétexte de le préserver de la presbyopie. Mais il est aussi absurde de ne pas donner de verres lorsqu'ils sont nécessaires, ou d'en donner de moins en moins forts, sous prétexte d'habituer l'œil à se passer de verres convexes. Dès que la presbyopie devient désagréable, dès que le point le plus rapproché s'éloigne au delà de 8 ou 10 pouces, il faut donner des verres et les choisir quant à leur force d'après le degré de presbyopie du malade et d'après la distance où il veut travailler. Les verres convexes employés pour le travail de près n'exposent jamais au danger que nous attribuons aux verres concaves pour les myopes. Ceci est assez facile à expliquer. Lorsqu'on emploie un verre convexe et que ce dernier est plus fort qu'il n'est nécessaire, l'œil relâche son accommodation, rapproche l'objet, mais il le voit sans effort et aussi bien ; l'œil devient peut-être paresseux, pour ainsi dire, il perd peut-être de sa puissance accommodative, mais cela n'est jamais une-cause de maladie. On le voit bien chez les horlogers qui regardent à travers des loupes, chez les micrographes, les astronomes, etc. Par contre, les verres concaves trop forts nécessitent des efforts exagérés d'accommodation qui congestionnent l'œil et qui deviennent la source d'une foule d'accidents dont nous nous occuperons plus tard en parlant de la myopie.

Cela ne veut pas dire qu'il faille employer des verres convexes sans nécessité, mais simplement qu'ils n'ont pas d'influence funeste. Trop faibles, par contre, ils ne peuvent pas améliorer la vision de façon à contenter le malade, qui sera obligé de faire des efforts intempestifs pour chercher à y voir convenablement, efforts d'accommodation qui le fatiguent et deviennent la source des symptômes désagréables et fâcheux que nous avons indiqués comme signalant les débuts de la presbyopie.

CINQUIÈME LEÇON.

HYPERMÉTROPIE. SES DEGRÉS, SES CAUSES, SON DIAGNOSTIC.

On appelle *hypermétrope* tout œil dans lequel les rayons lumineux venant de l'infini, au lieu de se réunir *sur* la rétine, se réunissent *derrière* cette membrane ; au lieu de faire *foyer* sur la rétine, ils y produisent alors des *cercles d'irradiation*. Pour être réunis sur la rétine d'un tel œil, les rayons lumineux devraient l'aborder étant déjà convergents. En réalité, dans la nature il n'existe pas de rayons convergents : toute lumière qui émane d'un point lumineux frappe notre œil par des rayons parallèles ou divergents selon la distance du point lumineux. Ce qui fait que les yeux hypermétropes ne pouvant réunir sur la rétine les rayons lumineux existant dans la nature, ils ne peuvent non plus, avec leur force de réfraction seule, apercevoir distinctement les objets quelle que soit leur distance. Mais les rayons parallèles ou même divergents peuvent être rendus convergents par une lentille biconvexe : si donc on veut procurer à l'œil hypermétrope des rayons convergents qu'il puisse réunir sur sa rétine, il faut placer devant lui un verre convexe dont la distance focale (le numéro du verre) indiquera le degré de l'hypermétropie. Si c'est un verre convexe n° 10 qui fait lire au malade le n° XX de l'échelle Giraud–Teulon à 20 pieds de distance, son hypermétropie sera de 1/10; si c'est le n° 15, l'hypermétropie sera de 1/15. Le verre convexe a donc pour effet de reporter le foyer de derrière la rétine sur la rétine, et la distance des deux

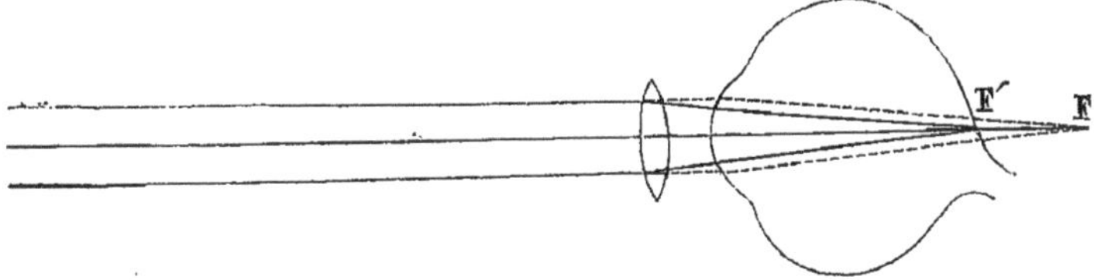

F̓ig. 39. — Foyer F d'un œil hypermétrope ramené en F', sur la rétine, par un verre convexe.

foyers, mesurée par la force du verre employé, exprime justement le degré de l'hypermétropie (voy. fig. 39).

L'hypermétropie, eu égard à sa cause, peut être congénitale ou acquise. Cette dernière provient ou de l'absence du cristallin (*aphakie*) ou d'affections de la cornée. Mais la congénitale est de beaucoup la plus fréquente.

Une distinction bien plus importante que celle fournie par la cause doit être faite entre deux manières d'être de l'hypermétropie, l'*hypermétropie latente* (Hl) et l'*hypermétropie manifeste* (Hm). L'œil hypermétrope, comme

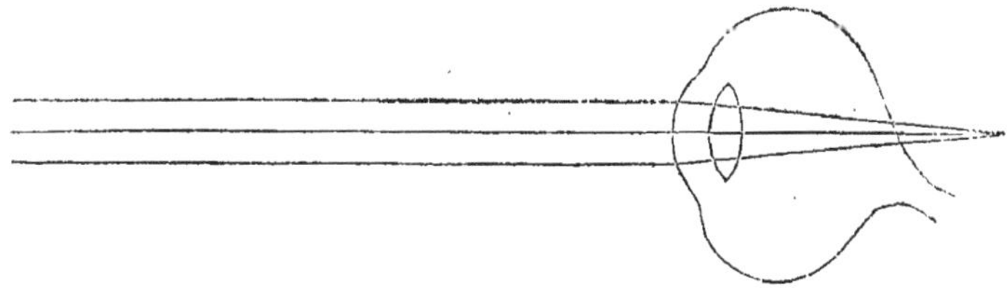

F̓ig. 40. — Œil hypermétrope au repos, le foyer se fait derrière la rétine.

nous l'avons vu, ne peut pas par sa seule réfraction réunir sur sa rétine les rayons parallèles. Mais si cet œil fait un effort d'accommodation qui rende son cristallin plus convexe, il augmente sa réfraction ; et lorsqu'il a ainsi ajouté à son cristallin une force réfringente égale à celle du verre convexe qui mesure le degré de son hypermétropie, celle-ci est corrigée, les rayons parallèles font foyer sur la rétine (voy. fig. 41). Au premier abord, il nous semble qu'un tel

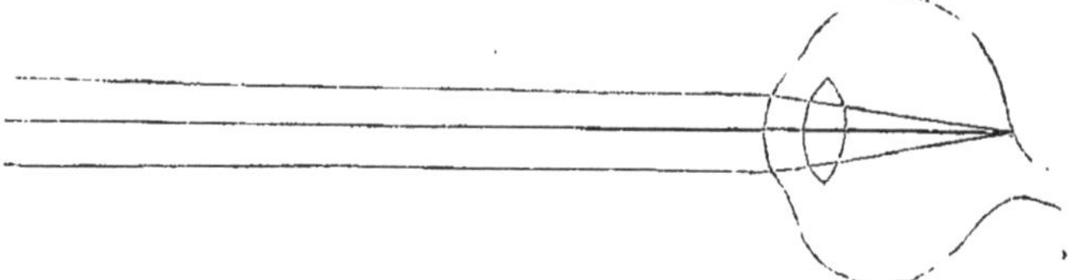

FIG. 41. — Œil hypermétrope ayant reporté le foyer des rayons parallèles sur la rétine par un effort d'accommodation.

œil, dont l'accommodation cache le vice de réfraction, soit normal ; tout au moins, lorsque l'accommodation ne suffit pas pour corriger entièrement le vice de réfraction, son hypermétropie apparaît à notre examen beaucoup moins forte qu'elle ne l'est en réalité. Cette hypermétropie, dont le malade se plaint et que nous reconnaissons, mesurons même de la manière indiquée, est l'*hypermétropie mani-feste*. Ainsi on aura examiné un œil et constaté une hypermétropie 1/16 ; puis, si l'on paralyse l'accommodation à l'aide de l'atropine, on constate que le même œil a besoin d'un verre n° 6 pour réunir sur sa rétine les rayons parallèles. L'augmentation de l'hypermétropie que l'on constate ainsi après l'action de l'atropine est l'*hypermétropie latente ;* elle restait cachée, voilée pour ainsi dire derrière l'accommodation, tandis que l'hypermétropie qui existe toujours malgré l'accommodation est l'hypermétropie manifeste. Il est souvent utile de constater le degré de l'hypermétropie latente pour connaître la quantité d'accommodation employée par l'œil pour neutraliser son vice de réfraction ; car cette force employée ainsi ne peut être mise en jeu ailleurs, et l'œil arrive dans de certaines conditions à se fatiguer fort vite, ce dont nous parlerons plus tard. Pour déterminer le degré de l'hypermétropie latente, nous venons de le dire, il faut instiller de l'atropine dans l'œil pour paralyser l'accommodation et rechercher le verre convexe avec lequel l'individu voit alors le mieux de loin. La paralysie préalable de l'accommodation est indispensable parce que l'œil étant habitué à faire un effort d'accommodation, n'est pas capable de relâcher spontanément cette dernière. Pour la pratique il est du reste moins important de déterminer l'hypermétropie latente que la manifeste, puisque d'ailleurs on peut toujours augmenter la force des verres convexes, toutes les fois que l'œil en arrive à ne plus trouver suffisant le numéro employé.

L'hypermétropie en général comporte trois variétés qui, comme nous allons le voir, n'en sont que des *degrés* différents. Ce sont : l'*hypermétropie absolue*, l'*hypermétropie relative* et l'*hypermétropie facultative*.

L'*hypermétropie absolue* est le degré le plus fort ; c'est l'état d'un œil qui, avec le plus grand effort d'accommodation possible, ne parvient pas à neutraliser le vice de sa réfraction, c'est-à-dire à réunir sur la rétine des rayons parallèles. Il a toujours besoin de verres convexes pour voir distinctement.

Dans l'*hypermétropie relative*, le défaut de réfraction est moindre. L'hypermétrope peut arriver par un grand effort d'accommodation à ramener sur la rétine le foyer

des rayons parallèles. Mais pour obtenir cet effort d'accommodation il est obligé, en vertu des rapports physiologiques qui existent entre les muscles droits internes
et le muscle de l'accommodation, de faire un mouvement
de convergence comme s'il voulait regarder de très-
près. Dans ce cas, le mouvement de convergence n'est
pas en rapport avec la distance de l'objet; par conséquent
les axes optiques ne sont plus dirigés sur cet objet, qui
alors est vu diffusément ou même double. La diplopie.
ici comme toujours, produit la tendance à l'exclusion d'un
œil de la vision, et, en réalité, l'individu atteint d'hypermétropie relative ne voit pas distinctement ou il ne voit
que d'un œil, l'autre étant exclu de la vision par sa position trop convergente.

Presque toujours le malade n'a conscience ni de son
effort d'accommodation, ni du mouvement de convergence, et l'œil fait instinctivement ce qu'il faut pour y
voir le plus distinctement possible.

Nous voyons donc que les personnes atteintes d'hypermétropie *absolue* ne voient bien ni de loin ni de
près : elles ont absolument besoin de verres pour y
voir nettement. Celles atteintes d'hypermétropie *relative*
peuvent voir de loin distinctement, mais avec un œil
seulement et en faisant un effort d'accommodation aussi
grand que si elles voulaient voir un objet très-rapproché.
Une vision nette des deux yeux ne devient également
possible que par l'usage des verres convexes.

Enfin, il y a encore un degré d'hypermétropie, le plus
faible des trois, l'*hypermétropie facultative*, qui consiste
en ce que l'œil peut ramener sur la rétine le foyer des

rayons parallèles grâce à un simple effort qui n'épuise pas toute sa force accommodatrice. Lorsqu'on donne un verre convexe à un sujet atteint de ce degré d'hypermétropie, son accommodation se relâche, et il voit aussi bien avec le verre que sans verre, ce qui n'est pas le cas d'un œil normal (emmétrope).

On comprend aisément, d'après ce que nous venons de dire, qu'étant donné un degré d'hypermétropie, sa partie manifeste, celle qui se présente à notre examen, dépend absolument de la force d'accommodation de l'individu examiné. Ainsi, par exemple, le même degré d'hypermétropie accompagné d'une très-grande force d'accommodation peut faire admettre chez une personne une vision tout à fait normale, tandis que chez une autre ayant une accommodation plus faible ou même privée de son accommodation en totalité ou en partie, il faudra des verres convexes plus ou moins forts pour obtenir une vision distincte de près ou même de loin.

Lorsqu'on examine tous les malades au point de vue de la réfraction oculaire selon la manière indiquée plus haut (voir page 36), le diagnostic de l'hypermétropie ne peut pas nous échapper, mais d'autres symptômes nous mettent déjà sur la voie de ce diagnostic. Ces symptômes seront plus facilement compris lorsque nous aurons exposé les causes de l'hypermétropie. Nous avons déjà dit qu'elle est le plus souvent congénitale, mais qu'elle peut être aussi acquise, comme dans les cas d'absence du cristallin ou bien de cicatrices de la cornée ayant aplati cette membrane à la suite de processus ulcératifs : la cornée ainsi aplatie réfracte en effet moins fortement les rayons lumineux. De plus, l'âge amène un certain degré d'hypermétropie par l'aplatissement du cristallin, dont il diminue ainsi la force de réfraction ; enfin, on trouve une certaine disposition à l'hypermétropie dans les cas d'affections glaucomateuses, où l'augmentation de la pression intra-oculaire, en agissant sur le ligament suspenseur du cristallin ou sur les procès ciliaires, amène également un aplatissement de la lentille cristallinienne.

Cependant l'hypermétropie congénitale est de beaucoup la plus fréquente, et trouve sa cause dans la forme anatomique du globe oculaire. On a cru d'abord que ce défaut de réfraction tenait à une diminution dans la courbure et l'épaisseur du cristallin ; mais il paraît au contraire que le cristallin est ici plus épais, tandis qu'il est plutôt aplati chez les myopes. Des mensurations très-exactes et très-nombreuses ont aussi prouvé que la cornée, que l'on avait crue aplatie, possédait chez les hypermétropes sa courbure normale. Ces mensurations ont démontré que la cause anatomique de l'hypermétropie est dans la forme générale de l'œil ; les yeux hypermétropes sont plus petits, plus arrondis, ont un diamètre antéro-postérieur plus court que les yeux normaux. En faisant tourner les yeux fortement hypermétropes en dedans, on constate en effet que le globe oculaire est relativement aplati d'avant en arrière. Ces yeux paraissent avoir subi un retard dans leur développement ; cet arrêt de développement se remarque aussi dans les orbites qui paraissent plus étroites, quelquefois même dans la face entière. Ceci est facile à constater, surtout dans les cas d'hypermétropie monolatérale : l'orbite d'un côté est plus large, moins profonde, la face est déprimée.

Les hypermétropes ont en général la figure plus aplatie, les yeux paraissent plus écartés, surtout dans les cas d'hypermétropie très-prononcée.

L'œil hypermétrope est donc plus petit que l'œil normal (nous parlons ici des dimensions absolues de l'œil, et non de son plus ou moins de proéminence dans l'orbite). On trouve quelquefois un véritable microphthalmos. Souvent aussi, surtout dans les cas d'hypermétropie forte, il y a assymétrie plus ou moins prononcée des deux diamètres de l'œil (*astigmatisme*, voyez plus loin). De plus, par la forme du globe oculaire, la tache jaune est plus éloignée du nerf optique qu'à l'état normal ; l'axe visuel par conséquent, dont le pôle postérieur est à cette même tache jaune, passe beaucoup plus en dedans du centre de la cornée qu'à l'état normal ; il en résulte que les yeux sont obligés de se tourner en dehors, de diverger un peu, lorsqu'ils veulent se placer en face de l'objet qu'ils fixent, et voilà pourquoi les personnes atteintes d'hypermétropie forte paraissent même atteintes de strabisme, ce qui dans ces cas, nous n'avons pas besoin de le dire, n'est qu'un strabisme apparent.

C'est ainsi que, par l'inspection seule et sans avoir recours à l'examen au moyen des verres, nous pouvons souvent prévoir une hypermétropie prononcée, d'autant plus facilement que les plaintes des malades corroborent avec les données de l'examen objectif. En effet, ils ne manquent guère de nous dire qu'ils voient moins bien de près que de loin et que leurs yeux se fatiguent très-facilement, lorsque leurs occupations exigent une application prolongée. Cette fatigue dans les yeux se combine alors avec des douleurs dans la région péri-orbitaire et même avec des maux de tête. Ceci est un symptôme qui nous met de suite sur la voie du diagnostic : les hypermétropes, surtout lorsqu'ils travaillent de près, et que leur hypermétropie est très-forte ou leur force d'accommodation affaiblie, ne peuvent être assidus à leur travail; ils sont obligés de l'interrompre de temps à autre pour se reposer; ils ont moins d'énergie dans la vision.

Lorsqu'on met un verre convexe faible devant un œil hypermétrope, il voit au moins aussi bien de loin qu'auparavant, parce qu'il relâche alors la partie de son accommodation qui lui servait pour voir de loin; il voit même mieux avec le verre convexe lorsqu'il est atteint d'une hypermétropie très-forte que son accommodation seule ne peut pas neutraliser. Ce seul fait que la vision *éloignée* est encore aussi bonne ou même améliorée par un verre convexe, nous annonce à quelle anomalie nous avons affaire, car un œil normal ne voit plus aussi bien à distance, ou voit beaucoup moins bien avec un verre convexe même faible. En effet, l'œil normal ne possède aucun moyen de neutraliser cette augmentation apportée par le verre à la force de réfraction de son appareil d'optique. Nous pouvons bien augmenter cette réfraction en usant de notre accommodation, mais aucun de nos efforts ne peut la faire diminuer lorsque nous regardons de loin. La seule erreur de diagnostic possible pourrait provenir du fait que les malades atteints de simples affaiblissements de la vision, d'amblyopie, voient aussi quelquefois un peu mieux avec des verres convexes faibles, parce que ces derniers grandissent les images rétiniennes. Cependant il existe alors encore d'autres symptômes qui accompagnent l'amaurose au début (symptômes ophthal- moscopiques, altérations du champ visuel) ; lorsque ces signes font défaut, l'instillation d'une goutte d'atropine nous éclairera complétement sur l'existence de l'hypermé- tropie dont elle rend manifeste la partie latente masquée par l'accommodation. L'action de l'atropine en cas d'am- blyopie ne change au contraire rien dans la vision éloi- gnée ; de plus, lorsqu'on dilate la pupille de l'amblyope, le verre convexe n'améliore plus la vision, à cause de la diffraction des rayons lumineux qui devient alors plus prononcée.

Le *diagnostic* de l'hypermétropie est donc basé sur *l'aspect général* du malade, sur les *troubles fonctionnels* qu'il accuse, et sur *l'amélioration de la vision éloignée par des verres convexes.*

SIXIÈME LEÇON.

ASTHÉNOPIE ACCOMMODATIVE. — TRAITEMENT DE L'HYPERMÉTROPIE. — STRABISME HYPERMÉTROPIQUE. — APHAKIE.

C'est ici l'endroit pour traiter d'un état particulier de la vue qui a été mentionné par les différents auteurs sous les noms de *hebetudo visus*, *kopiopie*, *amblyopie presbytique* et pour lequel on a adopté en dernier lieu la désignation d'*asthénopie*. Arrêtons-nous un moment sur ce symptôme important qui accompagne si fréquemment l'hypermétropie. Nous avons vu plus haut que ce qui distingue l'hypermétrope de l'emmétrope, c'est qu'il se sert de son accommodation déjà pour la vue à distance. L'œil emmétrope a ordinairement à sa disposition une grande force accommodative qui lui permet de voir distinctement de très-loin jusqu'à 4 ou 5 pouces de distance de l'œil (Acc $= 1/4$ ou $1/5$), et comme il ne se sert pour les occupations habituelles que d'une certaine portion de cette force (peut-être de la moitié), il en garde en réserve une quantité suffisante pour permettre une durée prolongée de ce travail musculaire. L'hypermétrope au contraire a déjà employé une partie de son accommodation à regarder de loin, et lorsqu'il veut regarder de près, il n'en a plus beaucoup à sa disposition. Aussi, après un certain temps, l'œil hypermétrope devient-il incapable de continuer son travail malgré tous ses efforts : il se manifeste alors un ensemble de symptômes que l'on a réunis sous le nom d'*asthénopie* (α privatif, σθένος; force, ὣψ, œil). Les malades atteints de cette faiblesse nous disent : « Lorsque je » commence à lire ou écrire, je vois d'abord très-bien, » mais au bout d'un certain temps d'application de mes » yeux je ressens de la pesanteur dans l'œil et une » pression au-dessus, les lettres du livre que je lis se » brouillent et je suis obligé d'interrompre ma lecture; » au bout d'un moment de repos, après m'être frotté les » yeux, je la puis reprendre pour me sentir bientôt de » nouveau fatigué, et après avoir lutté ainsi pendant » quelque temps, je me sens tout à fait incapable de con- » tinuer mon travail. Le matin je me fatigue moins facile- » ment ; il en est de même le lundi, après le repos du » dimanche (1). »

Tous ces symptômes dépendent d'un manque d'énergie relatif dans la force accommodative : celle-ci, quoique aussi forte que dans un œil emmétrope, a été usée beaucoup plus vite par l'hypermétrope qui l'emploie déjà pour la vue de loin. Ce phénomène trouve son analogie dans l'exemple suivant : La force musculaire d'un bras peut soulever 50 livres de 2 pieds à 4 pieds de hauteur et les y maintenir un certain temps : si les 50 livres, au lieu d'être à 2 pieds, sont par terre, le bras dépensera déjà une partie de sa force pour les élever à 2 pieds

---

(1) L'asthénopie, que nous ne considérons ici que dans ses rapports avec l'hypermétropie et l'accommodation (asthénopie accommodative), peut avoir en outre sa cause dans une faiblesse des muscles droits internes (asthénopie musculaire), ou dans l'hyperesthésie de la rétine (asthénopie rétinienne). Nous nous occuperons de ces dernières causes dans un chapitre suivant.

et en aura d'autant moins pour les maintenir à 4 pieds, il se fatiguera et devra les déposer plus vite. Il en est de même pour le muscle de l'accommodation : s'il a usé petit à petit sa force pour la vue de loin, il ne lui en restera plus beaucoup pour celle de près, et il se fatiguera plus vite que s'il n'a fonctionné que pour la vue de près. L'asthénopie comme ensemble symptomatique a été connue de tout temps, mais on la rapportait à d'autres causes : on croyait que c'était une amaurose commen·çante. Sichel l'appelait *amblyopie presbytique* et avait déjà reconnu que la vision s'améliorait par l'emploi de verres convexes. On la nommait aussi *kopiopie*, *hebetudo visus*, et l'on croyait que les verres convexes étaient utiles parce qu'ils grandissaient les images. Plus tard Pétrequin, le premier, a reconnu que l'asthénopie était une affection de l'accommodation, mais comme on croyait que celle-ci était sous la dépendance des muscles moteurs du globe de l'œil, on proposa des myotomies pour la guérir (Bonnet). Depuis les recherches modernes sur l'accommodation, on a cru d'abord que l'asthénopie était due à une faiblesse du muscle ciliaire ; Donders enfin l'a rattachée à l'hypermétropie et en a exposé la pathogénie. En effet, nous observons que dans les cas de faiblesse accommodative, le malade est obligé de reculer son livre, comme le presbyte ; chez l'individu atteint d'asthénopie, c'est autre chose : il possède de la force d'accommodation, assez pour voir de près pendant un certain temps, mais pas assez pour maintenir longtemps l'augmentation de convexité de son cristallin. Plus il est près de la limite de son champ d'accommodation, plus vite aussi celle-ci se fatigue.

Tôt ou tard l'hypermétropie se complique d'asthénopie. Je dis tôt ou tard : en effet, dans un grand nombre
de cas d'hypermétropie facultative, tant que l'individu est
jeune et sa force accommodative très-grande, il n'y a
pas d'asthénopie ; mais quand il devient plus âgé, la presbyopie survient et la quantité de force d'accommodation
qui est en réserve diminue. C'est alors que l'asthénopie
se manifeste. Les efforts tentés par le malade pour surmonter la faiblesse dont il sent ses yeux envahis, deviennent souvent la cause de migraines, de congestions
oculaires et même d'irritation extérieure de l'œil avec
larmoiement et impossibilité de travailler, quoique l'acuité
de la vision soit parfaitement conservée.

Dans l'hypermétropie facultative, l'asthénopie arrive
donc avec l'âge. Dans les cas d'hypermétropie absolue ou
relative, il y a toujours asthénopie concomitante et l'on
en entrevoit facilement la raison. Le malade use presque
de toute son accommodation pour amener sur la rétine
le foyer des rayons parallèles et il ne lui en reste plus
pour voir de près. Le repos dans ce cas ne peut diminuer
les symptômes d'asthénopie ; ils reparaîtront à chaque
tentative de travail, car le muscle ciliaire ne peut pas
reprendre plus de force qu'il n'en a naturellement. C'est
aussi dans ces cas que l'on a observé tout d'abord l'influence avantageuse des verres convexes sur la vision ;
mais comme on considérait les verres convexes, surtout
les forts, comme très-dangereux et pouvant amener
l'amaurose, on en donnait de plus en plus faibles et on en
proscrivait même l'usage. Mackenzie rapporte le fait d'une
petite fille qui ne pouvait lire qu'à travers les lunettes de

son grand-père : cependant l'auteur ne lui permit pas l'emploi continuel des verres convexes, qu'il croyait funeste.

L'asthénopie se rencontre naturellement de préférence chez les individus hypermétropes qui ont besoin de voir de près, comme par exemple chez les ouvrières qui exécutent le soir des travaux fins à l'aiguille. L'âge auquel apparaît l'asthénopie dans les cas d'hypermétropie facultative est en rapport avec le degré de l'hypermétropie : ainsi un hypermétrope 1/24 deviendra asthénope vers vingt-quatre ans, 1/36 vers trente-six, 1/15 vers quinze ans. L'asthénopie d'ailleurs se rencontre d'autant plus volontiers que le malade est affaibli par des pertes de sang, des maladies graves, etc.

Puisque nous rattachons cette asthénopie accommodative à l'existence de l'hypermétropie, nous devons naturellement aussi la *prévenir* ou la *combattre* par le même moyen qui neutralise l'hypermétropie même, c'est-à-dire par les *verres convexes*. Lorsque les premiers symptômes d'asthénopie se montrent, il faut donner des verres convexes avant l'apparition de symptômes nerveux qui sont très-pénibles (névralgie susorbitaire, hyperesthésie rétinienne avec photophobie et larmoiement). Les malades doivent être prévenus qu'ils ont à garder constamment leurs lunettes pendant le travail, sous peine d'être repris des mêmes symptômes. La thérapeutique de l'asthénopie (1) se confond donc avec le traitement palliatif de l'hypermétropie dont nous allons parler sans retard.

---

(1) Pour éviter toute méprise, nous répétons que nous n'avons parlé ici que de l'asthénopie accommodative, un chapitre suivant devant traiter de l'asthénopie musculaire et rétinienne.

Traitement de l'hypermétropie. — On a tenté la cure radicale de l'hypermétropie : on a voulu allonger les yeux hypermétropes en coupant les muscles droits que l'on supposait tirer l'œil en arrière et l'aplatir ; cette thérapeutique basée sur une physiologie inexacte n'a pas eu de succès (thèse Lenoir). Il peut arriver cependant que l'hypermétropie diminue spontanément, lorsqu'il se forme un staphylôme postérieur ou un staphylôme pellucide de la cornée. Cette membrane devient alors plus convexe et augmente par conséquent la force de réfraction de l'œil, de sorte que ces staphylômes peuvent même provoquer la myopie.

On a proposé encore de guérir l'hypermétropie par la section du muscle de l'accommodation : il n'existe pas, du moins que je sache, d'observations publiées à ce sujet, mais il n'est pas probable que ces tentatives aient du succès ; on ne s'explique pas à priori comment elles pourraient en avoir.

Le seul moyen, non pas de guérir, mais de neutraliser l'hypermétropie, c'est l'*emploi des verres convexes* qui ajoutent à l'appareil dioptrique oculaire la force de réfraction qui lui manque. Doit-on employer les verres convexes toujours, et comment doit-on les employer ? Dans les cas d'hypermétropie facultative simple, il n'est pas besoin d'employer des verres, l'accommodation suffit ; employer des verres sous prétexte de ménager l'accommodation pour plus tard est irrationnel, puisqu'un muscle est loin de s'affaiblir par l'usage. D'ailleurs avec l'âge l'asthénopie se montrera, et alors il sera temps de faire usage des lunettes. Le besoin des lunettes se fera naturellement sentir plus tôt que chez l'emmétrope : c'est là le désagrément de ce vice de réfraction. Mais il faut ajouter aussi que d'autre part, et par compensation pour ainsi dire, les hypermétropes sont moins exposés aux altérations pathologiques des membranes profondes de l'œil qui accompagnent si fréquemment la période aiguë de la myopie progressive.

C'est donc au moment où, à la suite de l'âge, l'accommodation s'affaiblit et ne suffit plus aux besoins de la vision, que nous devons donner des verres convexes aux hypermétropes. C'est le vrai moyen de combattre les symptômes dont ils se plaignent. Il faut choisir alors un verre convexe avec lequel le malade lise sans peine à la distance ordinaire, puis le faire lire avec ce verre pendant un certain temps ; s'il se fatigue encore, c'est que le verre est trop faible. Puisque l'on est dans ces cas toujours exposé à donner des verres trop faibles à cause de l'hypermétropie latente, on donne d'abord le numéro du verre qui correspond au degré d'hypermétropie manifeste, puis on donne des verres plus forts si le malade se plaint encore d'asthénopie. En somme, c'est donc le sentiment du malade qui décide en dernier lieu.

Doit-on dès l'abord donner aussi des verres pour la vue de loin ? On a d'abord répondu affirmativement à cette question, dans la pensée que par le verre convexe on rendrait l'œil à l'état normal. Mais le malade ne ressent pas le besoin de verres, puisqu'à l'aide de son accommodation il voit bien de loin, il s'oppose même à porter des lunettes autrement que pour son travail ; et quant à l'idée de ramener par les lunettes l'état normal, nous ne pouvons oublier que l'on ne met pas le verre dans l'œil, mais *devant;* par conséquent la vue de côté est gênée, le champ visuel est restreint, la grandeur des images n'est plus la même qu'à l'état normal, et d'ailleurs l'usage continuel des verres, même pour la vision éloignée, dispense l'hypermétrope de se servir de son accommodation et peut rendre cette dernière paresseuse et même impuissante. Il en résulte cet inconvénient que l'habitude une fois contractée de porter toujours des verres convexes, on ne peut plus s'en passer. Plus tard, lorsque la faiblesse d'accommodation sera arrivée à un tel degré que l'hypermétropie devient totalement manifeste ou presque totalement, il faudra des verres à l'hypermétrope, même pour regarder de loin.

Ainsi, et pour résumer ce que nous venons d'exposer, dans l'hypermétropie facultative il faut des verres pour la vue de près dès que le malade devient asthénope, des verres pour voir de loin dès que le malade se fatigue ou ne distingue plus bien les objets lorsqu'il regarde à distance.

Pour l'hypermétropie absolue ou relative, c'est autre chose. Nous avons vu que dans l'hypermétropie relative le malade ne peut voir distinctement, même de loin, à moins qu'il ne sacrifie la vision binoculaire. Ces personnes ne peuvent se passer de l'emploi des verres. On choisira le verre convexe le plus fort avec lequel le malade voit le mieux de loin, c'est celui qui neutralise l'hypermétropie manifeste : il restera au malade une grande partie de sa force accommodative, il pourra donc travailler de près avec les mêmes verres qui lui servent pour la vue de loin.

Plus tard, ces hypermétropes ont besoin, comme tout le monde, de verres convexes plus forts pour travailler de près, puisqu'à leur hypermétropie vient s'ajouter la presbyopie.

Dans les cas d'hypermétropie absolue, où l'accommodation ne peut arriver à neutraliser entièrement le défaut de réfraction, il faut également employer le verre le plus fort avec lequel le malade voit le mieux de loin, et si l'accommodation ne lui suffit pas pour travailler de près sans fatigue, il faut lui donner des verres plus forts pour voir de près. Il ne faut pas craindre de donner des verres convexes un peu forts, puisque derrière l'hypermétropie manifeste est encore l'hypermétropie latente qui se démasquera pour ainsi dire à mesure que le sujet deviendra presbyte ; ainsi on sera obligé, à partir de quarante-cinq ans, de donner, même pour la vue de loin, des verres de plus en plus forts.

Il nous reste à parler des rapports de l'hypermétropie avec le *strabisme convergent*. Nous avons déjà vu que le caractère distinctif de l'hypermétrope, c'est de se servir de son accommodation même pour la vue à distance. Les efforts d'accommodation sont surtout prononcés dans l'hypermétropie relative, et c'est surtout à ce degré de l'anomalie de réfraction que se rapportent les considérations que je vais exposer. La physiologie nous enseigne que tout effort d'accommodation est lié à un effort de convergence des yeux ; lors donc que l'hypermétrope regarde de loin et qu'il se trouve dans la nécessité de faire déjà usage d'une grande partie de son accommodation, cette dernière doit s'accompagner d'une certaine convergence des yeux. Ainsi un hypermétrope regarde un objet situé à **20** pieds, il fait effort d'accommodation pour le voir distinctement, mais en même temps, les deux yeux convergent de façon que leurs axes optiques se croisent à une distance plus rapprochée, à **8** pieds peut-être. Il en résulte une diplopie homonyme, la position des yeux n'étant plus en rapport avec celle de l'objet que l'on regarde. La vision cependant éprouve un trouble si grand par les images doubles, que l'hypermétrope supprime plutôt son effort d'accommodation et consent à voir moins distinctement pour éviter la diplopie. Ceci a lieu lorsque la vision binoculaire est parfaitement équilibrée, que la force visuelle est aussi forte dans un œil que dans l'autre. Mais si l'on rend la vision binoculaire impossible, en cachant par exemple un des yeux avec la main, l'hypermétrope naturellement n'a plus de diplopie à craindre et fait appel à l'accommodation nécessaire pour voir l'objet distinctement. On reconnaît alors, en regardant derrière la main, qu'une forte convergence de l'œil caché a accompagné cet effort d'accommodation et que cet œil louche en dedans. Ce que nous faisons ici artificiellement, la nature le fait dans un certain nombre de cas. Ainsi un œil est-il plus faible que l'autre par une cause quelconque, amblyopie, taie de la cornée, etc., de sorte que la vision binoculaire n'existe déjà plus ou que l'image venant de l'œil plus faible s'efface facilement au moment de la diplopie, l'œil sain fera usage de toute l'accommodation nécessaire pour la vision distincte et l'autre se déviera en dedans. Il s'établit ainsi un strabisme convergent. Ce strabisme ne se manifeste généralement d'abord que lorsque l'hypermétrope regarde fixement à une distance donnée, tandis que pour d'autres distances les yeux conservent leur position normale : c'est alors un *strabisme périodique*, mais il suffit, pour que le strabisme devienne bientôt définitif, que les occupations de l'hypermétrope ramènent souvent la nécessité de fixer à la distance mentionnée.

Ce que nous venons de dire pour l'inégalité de la force visuelle des deux yeux conserve sa valeur pour toute autre cause qui supprime passagèrement ou tout à fait la vision binoculaire, par exemple, une ophthalmie qui a rendu nécessaire l'application prolongée d'un bandage sur l'œil. Tout ce qui gêne la vision binoculaire peut devenir cause du strabisme chez un hypermétrope : si donc même une petite cause fait regarder un enfant de côté, de façon qu'un œil seulement regarde à la fois (une plume au chapeau qui retombe sur le côté, une mèche de cheveux vers la tempe, une position du berceau par rapport à la lumière telle que l'enfant ne puisse regarder le jour que d'un œil à la fois), et si cet enfant est hypermétrope, les efforts d'accommodation interviendront et l'enfant louchera. Si dans les cas de taies de la cornée (invoquées si souvent comme cause de strabisme), l'inflammation, cause de ces taies, peut se propager aux muscles et en provoquer directement le raccourcissement, nous croyons plutôt que l'affaiblissement de la vision qui résulte de la taie dispose le malade à se priver de la vision binoculaire ; alors, s'il est hypermétrope, l'œil sain emploiera toute son accommodation, tandis que l'autre se déviera en dedans suivant le mécanisme exposé plus haut.

Dans tous les cas cités, le strabisme ne se déclare pas
d'emblée ; ce n'est que lorsque vers l'âge de cinq ou six
ans les enfants veulent se servir de leurs yeux pour voir
exactement et distinctement, que le strabisme s'établit.
L'œil qui est exclu de la vision par une des causes indiquées s'affaiblit et devient de plus en plus incapable de
concourir à l'acte de la vision binoculaire en même
temps que le strabisme augmente. Nous devons pourtant
ajouter que la force visuelle ne s'éteint jamais sur toute
la rétine, mais seulement sur certaines parties ; c'est la
vue centrale qui s'affaiblit la première et peut même s'é-
teindre entièrement : cet affaiblissement s'étend de la
tache jaune à la partie externe de la rétine, tandis
que la partie interne conserve plus longtemps sa sensibilité. Si alors on examine attentivement cet œil, on voit
qu'il ne fixe plus exactement, et qu'au lieu de pointer
directement sur l'objet qu'il veut voir, il fait des mouvements incertains pour chercher le point de la rétine le
plus favorable à la vue. Généralement, ce point est sur la
partie interne de cette membrane. Il y a alors *fixation
excentrique*. Pour remédier à cet affaiblissement de la
force visuelle, il faut fermer méthodiquement et périodiquement l'œil normal et faire exercer l'œil amblyope, soit
sans verre, soit avec un verre convexe qui grossisse les
images (Cunier, Schlesinger). On a, par exemple, l'œil
droit à exercer : si l'enfant sait lire, on le fait lire de gros
caractères qu'il puisse bien distinguer ; s'il ne les voit
pas bien, on emploie une loupe ; on l'exerce ainsi pendant 5 à 10 minutes et l'on répète cette lecture plusieurs
fois par jour ; peu à peu, à mesure que la vision s'amé-

liore, on passe à des caractères plus petits ou à des verres
convexes plus faibles, et en même temps on augmente
la distance du livre. En dehors de ces exercices de lecture, on fait des *exercices d'orientation* pour améliorer
la vision périphérique : on fait fixer une carte blanche
par l'œil qu'on veut exercer, et l'on promène autour de
cette carte des objets qu'il doit voir et reconnaître sans
cesser de fixer la carte : c'est l'exercice qui rétablit l'é-
tendue et la force normales du champ visuel. — Quant
au traitement du strabisme lui-même, il y a une période
au début où le simple emploi de verres convexes, en em-
pêchant les efforts d'accommodation, arrive à prévenir ou
à guérir la déviation de l'œil. Mais lorsque le strabisme
n'est plus périodique, et se manifeste toujours, à n'importe
quelle distance l'enfant regarde, il faut rétablir l'équilibre
musculaire par l'opération du strabisme en reportant l'insertion du muscle droit interne plus en arrière. Seulement, après l'opération il faut, pour empêcher le retour
du strabisme, faire porter des verres convexes adaptés
au degré de l'hypermétropie. C'est en grande partie pour
avoir négligé cette dernière précaution que les opérateurs
ont accusé tant de récidives après des opérations normales.

Il y a une espèce d'hypermétropie que l'on produit
artificiellement en éloignant le cristallin du champ pupillaire dans les opérations de la cataracte. Cette absence du
cristallin (*aphakie*) peut aussi être le résultat d'une luxation de ce corps due à un traumatisme ou à une maladie
du ligament suspenseur. Le cristallin peut être luxé in-

complétement, il y a alors aphakie partielle siégeant partout où le cristallin n'est plus derrière la pupille, et dans
ces derniers cas on constatera, en outre, un astigmatisme
très-prononcé (voyez plus loin ce chapitre). La cause la
plus fréquente d'aphakie reste cependant dans l'opération
de la cataracte.

Quelle que soit d'ailleurs la cause de la perte du cristallin, son absence déterminera toujours un degré d'hypermétropie des plus prononcés. Comment pourrait-il en
être autrement, puisque la force réfringente de l'œil privé
du cristallin réunit (d'après un calcul approximatif) les
rayons parallèles à 30 millimètres en arrière de la cornée ;
or l'axe antéro-postérieur de l'œil étant de 20 à 22 millimètres, les rayons parallèles forment alors leur foyer à
8 ou 10 millimètres en arrière de la rétine : il y a donc
hypermétropie. Cette hypermétropie est excessive et
demande, pour être neutralisée, l'accommodation faisant
par suite de l'absence du cristallin complétement défaut,
des verres convexes très-forts dits verres à cataracte.

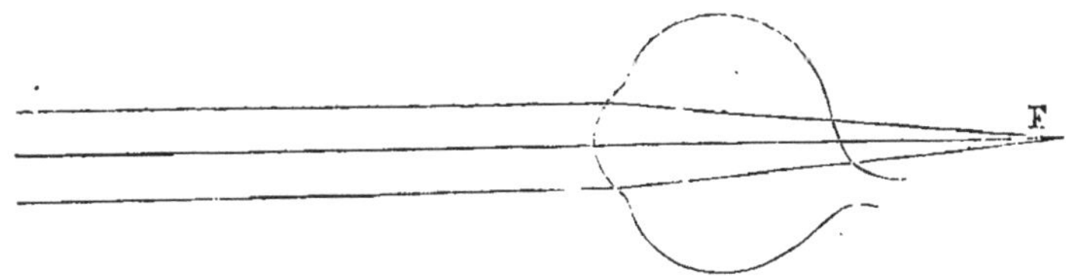

Fig. 42. — F, foyer des rayons parallèles dans un œil privé de cristallin.

Quels sont les verres dont a besoin un opéré de cataracte? D'abord des verres convexes d'une certaine force
pour voir de loin ; de plus, comme l'accommodation
n'existe plus, des verres différents suivant les distances

auxquelles il a besoin de voir distinctement. Il faudrait
donc donner à l'opéré de cataracte autant de verres que
les différentes distances auxquelles on veut le faire voir
le rendent nécessaire. Cependant on ne lui donne pas un
nombre indéfini de verres. L'opéré peut suppléer à sa
privation d'accommodation : il le fait en éloignant plus
ou moins ses lunettes de l'œil. Voilà pourquoi on se con-
tente de donner deux ou trois paires de verres : une pour
la vue à grande distance, une pour voir à 15 ou 20 pieds,
une dernière pour lire et écrire (10 pouces). La vision à
des distances intermédiaires se fait en écartant les verres
de l'œil. Naturellement les défauts de réfraction qui exis-
taient avant l'opération doivent entrer en ligne de compte
dans le choix des verres. Ainsi un hypermétrope, une
fois privé de cristallin, aura besoin d'un verre plus fort
qu'un emmétrope dans les mêmes conditions ; les myopes,
au contraire, demanderont des verres plus faibles. Pour
ces derniers, cela va même si loin que, dans certains cas,
ils n'ont pas besoin de verres et voient mieux que dans
leur jeunesse une fois qu'ils sont opérés de cataracte ; on
parle même de myopes qui auraient eu besoin de verres
concaves après l'opération : ce seraient des cas de myopie
excessive qui ne se rencontrent pas fréquemment.

Pour déterminer les verres dont la personne opérée
de la cataracte aura besoin, il y a deux manières d'agir :
d'après la première, on peut par des essais successifs
choisir les trois verres avec lesquels l'opéré voit le mieux :
1° de très-loin ; 2° à 20 pieds ; 3° de près. D'ailleurs, dès
que l'on aura déterminé par des essais le verre avec lequel
l'opéré voit le mieux de loin, on peut par le calcul déduire

de ce verre les autres dont il a besoin pour les distances données. Par exemple, un opéré voit de loin à l'aide d'un verre convexe n° 3 ; avec quel verre verra-t-il à 9 pouces ? Il faut ajouter au verre $+$ 3 un verre qui remplace la force d'accommodation nécessaire pour porter la vision distincte de l'infini à 9 pouces ; d'après ce que nous en avons dit en parlant de l'accommodation, nous savons que c'est un verre convexe 1/9 ; comme $1/3 + 1/9 = 4/9$, c'est un verre n° 2 1/4 qu'il faut donner. De même pour toutes les distances voulues : l'opéré voit bien de loin avec $+$ 5 ; à 10 pouces il verra avec un verre de force de réfraction $1/5 + 1/10 = 3/10$, c'est-à-dire un verre convexe 3 1/3.

La seconde manière de déterminer les verres dont aura à se servir un opéré de cataracte est d'essayer la distance à laquelle l'opéré lit distinctement avec un verre convexe n° 2 par exemple ; par le calcul on trouve alors le verre avec lequel il verra à l'infini. Si avec $+$ 2 l'opéré lit à 4 pouces, il verra à l'infini avec un verre $1/2 - 1/4 = 1/4$; le chiffre 1/4 que l'on retranche exprime la modification dans la force de réfraction de l'œil lorsqu'il doit passer d'une vision adaptée à l'infini à une vision adaptée pour 4 pouces de distance. De même lorsque avec $+$ 2 le malade voit à 6 pouces, le verre qui le fera voir de loin doit avoir la force de réfraction $1/2 - 1/6 = 1/3$.

Souvent la plus grande force visuelle que nous pouvons obtenir à l'aide des verres convexes reste encore assez éloignée de la normale. Cela peut tenir d'abord à la présence d'un astigmatisme que nous corrigerons alors

par des verres cylindriques choisis d'après les principes
que nous exposerons plus loin dans le chapitre traitant de
l'astigmatisme. Mais, même à l'aide des verres con
vexes ou cylindriques les mieux choisis, la vision de
l'opéré de cataracte, dans la plupart des cas du moins,
laisse encore beaucoup à désirer. Plusieurs circonstances
peuvent être invoquées pour justifier ce fait. D'abord,
n'oublions pas que les personnes opérées de cataracte
sont généralement d'âge avancé, c'est-à-dire à une période où la force visuelle, à la suite des altérations séniles
dont nous avons déjà parlé, a beaucoup perdu de la force
normale. En second lieu, il faut nous rappeler que souvent
des processus pathologiques dans la choroïde précèdent
le trouble de la nutrition du cristallin et contribuent à la
formation de la cataracte. Ces altérations qui subsistent
encore après l'opération peuvent naturellement diminuer
la force visuelle. Enfin l'opération en elle-même explique pourquoi la vision n'est pas toujours parfaite, soit
par le travail de prolifération cellulaire qui se fait dans
les débris de la capsule (cataracte secondaire), soit par
la déformation de la pupille qui, dans les cas de prolapsus
de l'iris, succède à l'extraction de la cataracte.

En juste appréciateur de cette dernière circonstance,
disons ici en passant, que nous conseillons toujours, dans
les cas où l'on a combiné avec l'opération de la cataracte
une iridectomie, de pratiquer cette dernière en haut, où la
paupière supérieure cache presque complétement le colo-
boma de l'iris.

SEPTIÈME LEÇON.

MYOPIE EN GÉNÉRAL, SON DIAGNOSTIC, SES DEGRÉS, SA MARCHE. — CONDITIONS ET CAUSES DE LA MYOPIE.

L'étude de la myopie constitue certainement le chapitre le plus important de ces leçons; peut-être même n'y en a-t-il pas de plus important, par rapport à la fréquence de cette anomalie, dans l'ophthalmologie. Le mot de *myopie* (μυεῖν, cligner; ὤψ, œil); n'est pas aussi bien choisi que celui d'*hypermétropie;* il indique un symptôme secondaire, le clignement des paupières, qui, comme nous le verrons plus tard, permet aux myopes de distinguer plus nettement les objets éloignés. Donders avait proposé de le remplacer par le terme de *brachymétropie* (βραχύς, court; μέτρον, mesure; ὤψ, œil), qui indiquerait l'état de la réfraction chez le myope. Cet état de réfraction est tel que les rayons venant de loin sont réunis en avant de la

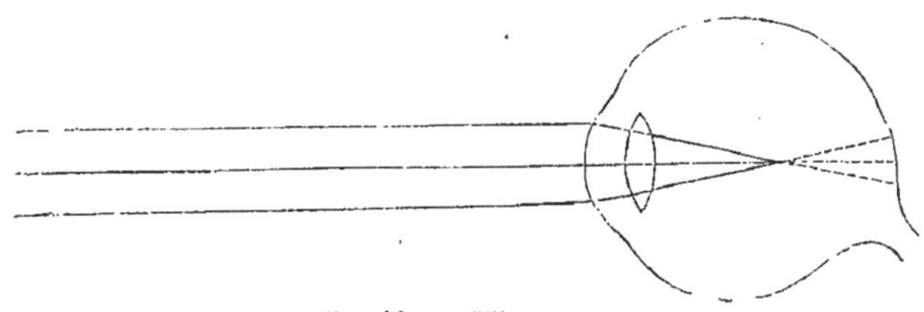

Fig. 43. — Œil myope.

rétine, ce qui rend la vision distincte impossible pour cette distance, la rétine étant alors atteinte par des cercles d'irradiation qui causent une image trouble et diffuse. A mesure que l'objet se rapproche, le foyer, selon la loi d'optique connue, se rapproche aussi de la rétine, et il arrive ainsi un moment où il l'atteint; c'est alors que l'objet est vu nettement. C'est de cette manière que s'explique le symptôme caractéristique de la myopie : les objets rapprochés sont vus distinctement, tandis que les objets éloignés paraissent sous un aspect diffus.

Cet état de la réfraction explique aussi un autre phénomène constant de la myopie, à savoir, que les *verres concaves* améliorent la vue de loin. Ces verres font en effet diverger les rayons parallèles et les réunissent en arrière du point où ils se croisent dans l'œil myope; si donc ces verres sont suffisamment forts, les rayons parallèles arriveront à former leur foyer sur la rétine. Il est évident que lorsque dans un cas de myopie faible on choisit des verres très-forts, ou des verres très-faibles lorsque la myopie est très-forte, on n'atteindra pas le but désiré : par conséquent on se demande avec quel verre il faut commencer l'examen du malade, pour reconnaître l'existence de la

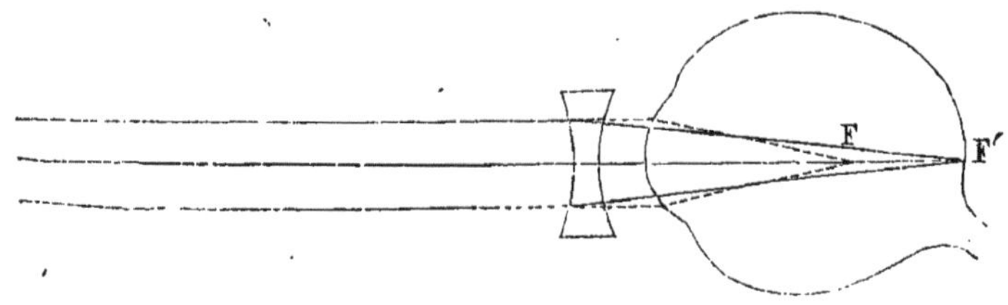

Fig. 44. — Foyer F d'un œil myope ramené en F', sur la rétine, par un verre concave.

myopie. Nous trouvons ce verre en recherchant à quelle distance le malade lit une écriture ordinaire. Ainsi, par exemple, nous reconnaissons que le malade lit à 6 pouces le n° 1 des échelles de Jaeger ou de Snellen, mais pas au delà de 6 pouces ; 6 pouces est donc la distance de son *punctum remotissimum*. Nous commençons alors l'essai des verres concaves avec le n° 6, et si ce verre améliore la vision des objets éloignés de manière que le malade reconnaît avec eux les numéros 100 à 20 des échelles de Snellen à une distance éloignée où il ne les voyait pas sans verres, l'existence de la myopie est prouvée. En effet, quelle est l'action d'un verre concave de 6 pouces de foyer ? Il rend divergents les rayons parallèles venant d'objets éloignés : de telle sorte que ces rayons semblent partir d'un point situé à 6 pouces en avant du verre. Le myope qui regarde à travers une pareille lentille des objets éloignés, les voit donc tous comme s'ils étaient à la distance de 6 pouces, distance à laquelle, dans le cas supposé, il lisait distinctement.

D'après ceci, il semblerait que le choix d'un verre qui nous indique le degré exact de la myopie et par conséquent neutralise cette anomalie de réfraction, soit très-facile. Cependant il n'en est rien, parce que d'abord il faut tenir compte, surtout pour les forts degrés de myopie, de la distance du verre à la cornée ; de plus, et cette cause d'erreur est la plus fréquente, un myope, surtout lorsque son accommodation est bonne, verra encore aussi bien avec un verre plus fort que celui qui lui convient exactement. Cette observation ne peut nous étonner lorsque nous réfléchissons que si, d'une part, un verre trop fort réunira les rayons lumineux, non plus sur la rétine, mais en arrière ; d'autre part, un effort d'accommodation de l'œil ramènera ce foyer sur la rétine et arrivera ainsi à corriger l'excès de force dispersive du verre.

Pour obvier à cet inconvénient, on choisira toujours pour déterminer, le cas échéant, le degré de la myopie le *verre le plus faible* avec lequel le myope voit le mieux de loin. Il est assez difficile d'éviter chez les myopes l'erreur qui provient des efforts d'accommodation, parce que ces derniers rendent les objets plus nets, et c'est là une des raisons qui font que les myopes aiment à choisir des verres trop forts, tout en employant leur accommodation. Ceci est surtout vrai des myopes jeunes ; lorsqu'ils vieillissent, la force d'accommodation diminuant, ils s'aperçoivent que ces efforts les fatiguent. Les dangers sérieux qui résultent pour le myope de l'emploi d'un verre concave trop fort, dangers sur lesquels nous reviendrons plus loin avec détails, nous invitent à la plus grande prudence dans le choix de ces verres. Nous indiquerons donc minutieusement les précautions à prendre et les moyens à employer pour reconnaître les verres appropriés.

On peut s'assurer si un verre concave est trop fort ou trop faible en l'éloignant et en l'écartant alternativement de l'œil. Comme dans le premier cas il devient plus faible, l'amélioration de la vision qui en résulterait nous indique que nous l'avons choisi trop fort et *vice versa*. Mais cette expérience ne donne qu'une idée approximative et ne peut aucunement suffire. Pour assurer l'exactitude de notre examen, nous plaçons le malade à peu près à 20 pieds de distance des tables de Snellen sur lesquelles se trouvent les numéros 200 à 20 des échelles typographiques. On commence alors l'examen de la vision avec le verre choisi d'après la méthode indiquée au début de cette leçon (n° 6 dans l'exemple allégué). Ces verres mis dans une monture d'essai, nous engageons le malade à lire à travers les verres les lettres de la table. Puis, en soulevant la monture des yeux vers le front, nous plaçons devant les yeux des verres un peu plus faibles, et nous nous informons si la malade voit encore aussi bien ou même mieux. Sur sa réponse affirmative, nous essayons des verres encore plus faibles et ainsi de suite, jusqu'à ce que décidément les lettres de la table ne soient plus aussi bien vues. C'est au dernier verre essayé, au plus faible qui procure encore une vue nette, que l'on doit arrêter son choix. Pour reconnaître si le verre ainsi choisi est réellement exact, on fait placer devant les lunettes alternativement des verres convexes et concaves très-faibles (n° 60), et si le verre convexe augmente encore la netteté de la vision, les lunettes sont trop fortes. Ce n'est que lorsque cette expérience démontre que l'adjonction d'un verre convexe très-faible diminue la netteté de la vision et que celle d'un verre concave très-faible n'augmente pas l'acuité visuelle, que nous pouvons nous arrêter définitivement au dernier verre choisi. Ces précautions paraissent minutieuses, mais elles sont très-importantes, indispensables, à cause du danger des verres trop forts, dont nous reparlerons plus en détail.

Les verres concaves choisis de la sorte corrigent en certains cas parfaitement la myopie et amènent une force visuelle normale. Cependant il arrive fréquemment que la myopie se complique d'un affaiblissement de la force visuelle, de sorte qu'aucun verre concave ne procure au malade une vision normale des objets très-éloignés, ce qui souvent ne l'empêche pas de voir très-nettement de près, parce que l'état de sa réfraction lui permet de rapprocher beaucoup les objets même les plus fins et d'augmenter ainsi la grandeur des images rétiniennes. Si l'on se contentait dans ce cas de déterminer le degré de la myopie d'après un essai de lecture, on s'exposerait à la déterminer de beaucoup trop forte et à accorder par conséquent des verres concaves trop puissants. C'est donc là une cause d'erreur qu'il faut éviter dans le diagnostic de la myopie, et pour cela il faut TOUJOURS examiner à l'aide des verres l'état de la vision à 20 ou 30 pieds. Mais, nous n'hésitons pas à le répéter encore une fois, il faut procéder graduellement dans le choix des verres, et ne pas s'arrêter si des verres concaves n° 30 ou 20 n'améliorent pas la vision, car, dans des cas de myopie forte, cette amélioration ne serait presque pas sensible et le devient seulement quand on arrive aux numéros plus forts. Lorsqu'au contraire on choisit d'emblée un verre concave trop fort, le myope voit trouble, et l'on s'exposerait ainsi à méconnaître une myopie existant réellement, mais à un degré plus faible.

Pour éviter toute cause d'erreur, disons aussi qu'il y a des cas où un verre concave faible améliore la vision sans qu'il y ait d'anomalie de réfraction. Ainsi un malade a des taies de la cornée qui gênent sa vision par leur position centrale : nous plaçons, en l'examinant, un verre concave devant son œil ; il fait alors, si réellement il n'est pas myope, pour neutraliser l'effet de ce verre un effort d'accommodation qui s'accompagne toujours d'un rétrécissement de la pupille. L'effet de la taie en est considérablement réduit ou même annulé, si celle-ci arrive à être exclue complétement du champ pupillaire : la vision en est d'autant améliorée, sans que le malade soit réellement myope. — D'ailleurs, un verre concave faible semble souvent rendre plus nette la vision même d'un œil normal, par la raison qu'il nécessite un petit effort d'accommodation par lequel les contours des objets, quoique un peu rapetissés, paraissent mieux limités.

Ainsi, d'après ce que nous venons de dire, on reconnaîtra l'existence de la myopie à l'amélioration produite par les verres concaves dans la vision des objets éloignés. Nous pouvons ajouter maintenant que le *degré* de la myopie se mesure par le *numéro du verre* LE PLUS FAIBLE *avec lequel le malade voit le mieux*. Il existe, par exemple, une myopie 1/10 lorsque le verre concave numéro 10 est le verre le plus faible à l'aide duquel la vision des objets éloignés est aussi nette que possible.

On rencontre la myopie dans tous les degrés, depuis les plus faibles où le malade lui-même ne s'aperçoit pas de ce défaut, jusqu'aux plus forts, où des verres concaves n° 2 et au-dessus même sont nécessaires pour la neutraliser. Habituellement on appelle la myopie *faible*, lorsque le verre correcteur n'est pas plus fort que 15 ou 16 (M = 1/15 ou 1/16); on l'appelle *moyenne* dans les cas de M 1/15 jusqu'à 1/6, et *forte* lorsque le myope a besoin de verres concaves plus forts que le n° 6.

Une observation attentive a démontré que chez le même individu myope le degré de la myopie ne reste pas toujours le même pendant toute la vie, et ces variations différentes nous obligent à séparer les cas de myopie progressive de ceux où l'anomalie de réfraction reste toujours la même.

Lorsque la myopie s'arrête au même degré ou à peu près pendant toute la vie d'un individu, elle s'appelle *myopie stationnaire*. Plus souvent, la myopie augmente dans de certaines périodes de la vie ou sous l'influence de différentes affections oculaires, tout en conservant après chaque exacerbation le degré acquis pendant un certain temps ; nous l'appelons alors *périodiquement progressive*. D'autres fois enfin la myopie augmente continuellement, elle est *absolument progressive*.

La myopie *stationnaire* même subit de très-légères variations, elle augmente pour diminuer ensuite : à quinze ans, par exemple, elle sera de $1/24$, à vingt-cinq ans de $1/20$, à soixante ans elle redescendra à $1/24$ ou même à $1/30$. Ainsi vers la fin de la vie, probablement par un changement dans l'état de réfringence du cristallin, la myopie diminue ; mais non pas dans le sens où on l'entendait autrefois, lorsqu'on mesurait la myopie par le point le plus rapproché de la vision distincte, qui en effet s'éloigne de l'œil avec l'âge et avec l'affaiblissement de l'accommodation. Dans ce dernier cas, c'est la presbytie qui vient s'ajouter à la myopie et non celle-ci qui diminue. — La myopie *périodiquement progressive* est cette forme de myopie dans laquelle le malade, myope par exemple de $1/12$ à douze ans, deviendra myope de $1/6$ à vingt ans ; cet accroissement de la myopie a lieu pendant la puberté, puis elle reste stationnaire à $1/6$ pour diminuer vers la fin de la vie ; d'autres fois cette augmentation périodique est le résultat d'une maladie de l'œil dont nous parlerons plus loin, qui allonge l'axe antéro-postérieur du globe oculaire par la formation d'un staphylôme postérieur. Cette maladie une fois arrêtée, les progrès de la myopie s'arrêtent également. — Enfin, nous observons dans les cas de *myopie absolument progressive* un progrès continuel tel que si la myopie est de 1/8 à huit ans, elle devient de 1/5 à vingt ans, puis augmente d'une façon moins rapide jusqu'à 1/3 ou au delà ; il y a dans ces cas des moments où les progrès sont plus rapides et d'autres où ils sont plus lents.

La myopie stationnaire n'offre pas de dangers ; la myopie périodiquement progressive est dangereuse pendant sa période d'augmentation, la myopie absolument progressive conduit en général à la perte plus ou moins complète de la vision. Il est souvent difficile, si le malade est dans des conditions telles qu'il ne peut ménager sa vue, reposer ses yeux presque complétement et se soumettre à un traitement rationnel, d'arrêter les progrès de la myopie, ou d'en prévenir les complications fâcheuses, telles que les épanchements dans le corps vitré ou le décollement de la rétine.

Les relevés cliniques et les études statistiques sur la myopie sont venus à l'appui du fait observé depuis longtemps déjà, à savoir, que ce défaut de la vision se rencontre bien plus fréquemment chez les habitants des villes que dans les campagnes, chez les hommes voués aux études que chez les ouvriers, enfin qu'elle est d'autant plus fréquente dans une nation que l'instruction y est plus répandue (Donders). Furnari rapporte qu'il n'existe pas de myope chez les Kabyles, et Donders raconte que dans ses voyages en Europe il n'a nulle part rencontré un nombre relativement aussi considérable de myopes qu'en Allemagne.

Si, d'une part, la plus grande fréquence de la myopie dans les classes les plus instruites de la société prouve indubitablement que l'étude en favorise le développement, d'autre part, le fait que bien des personnes étudient toute leur vie sans devenir myopes semble indiquer à priori qu'il faut chez tout individu une prédisposition particulière au développement de la myopie. En effet, cette prédisposition, sur laquelle nous reviendrons plus loin avec détails, existe et, ce qui plus est, elle est *héréditaire et congénitale*. Dans ce cas, le développement de la myopie et ses progrès ultérieurs dépendent de la manière de vivre de ceux qui en sont atteints. Si pendant la jeunesse, surtout au moment de la puberté, l'individu ne soumet pas ses yeux à un travail fatigant, s'il lit ou écrit peu, la myopie ne se développera pas, ou du moins elle n'arrivera pas à un degré très-prononcé ; au contraire, elle suivra une marche progressive lorsque les yeux seront appliqués de bonne heure à des travaux fins avec des efforts prolongés d'accommodation. Une analyse sommaire de ce qui se passe dans l'œil pendant cette application expliquera pourquoi cette dernière agit si fatalement sur le développement de la myopie, ou, ce qui est plus précis, sur le développement du staphylôme posté- rieur, qui, nous le verrons plus loin, est la cause de l'anomalie qui nous occupe. Dans cette analyse, nous rencontrons en premier lieu la pression des muscles sur le globe oculaire pendant la *forte convergence* des yeux, nécessaire pour la vue des objets rapprochés : en effet, lorsque les muscles droits internes se contractent, les autres muscles se tendent aussi plus fortement pour maintenir le globe en équilibre. Celui-ci est alors comprimé et cette compression peut amener d'autant plus facilement une ectasie du pôle postérieur de l'œil que les membranes à cet endroit sont prédisposées à céder et que l'absence des muscles ou de leurs aponévroses prive la sclérotique d'une partie de la force de résistance qu'elle possède partout ailleurs. En même temps qu'il y a convergence, il se produit synergiquement et pour le besoin de la vision des *efforts d'accommodation* qui s'accompagnent de congestion des procès ciliaires et d'une gêne de la circulation dans les veines choroïdiennes amenée par la contracture du muscle tenseur. Par suite de cette stase veineuse, la sécrétion des liquides intra-oculaires et la pression interne de l'œil doivent augmenter nécessairement. Tous ces phénomènes congestifs sont encore aggravés par une *position inclinée de la tête*, habituelle aux myopes obligés de rapprocher leurs yeux de l'objet qu'ils regardent, et par la position courbée du corps, dans laquelle les viscères abdominaux sont comprimés, ce qui dispose aux congestions vers la tête. La juste appréciation de ces faits, on le comprend facilement, est très-importante au point de vue de l'hygiène des myopes et de la thérapeutique de la myopie progressive que nous pouvons arrêter à un certain degré, presque à coup sûr, en satisfaisant aux indications causales.

Après cet exposé de la prédisposition à la myopie et des conditions qui servent à son développement, nous arrivons à parler de la cause directe qui amène ce défaut de vision. La *cause* fondamentale de la myopie, la base anatomique de cette affection, est la *forme* particulière de l'œil myope : cet œil est trop long pour qu'avec une réfraction normale le foyer des rayons parallèles se fasse sur la rétine. Donders a examiné et mesuré avec soin et à diverses reprises 2500 yeux de myopes : de ces recherches qui d'ailleurs n'ont fait que confirmer les observations antérieures d'Arlt, il résulte que dans les yeux myopes l'axe antéro-postérieur de l'œil est allongé jusqu'à 33 millimètres de 25 à 26 qu'il a dans l'état normal.

Autrefois on attribuait une grande part dans l'étiologie de la myopie à la plus grande convexité de la cornée et du cristallin. Mais les recherches de Helmholtz, Knapp et Donders ont démontré que la cornée des myopes, surtout dans les degrés forts de myopie, est plutôt aplatie par suite de l'extension générale du globe ; et ces mêmes observateurs ont confirmé le fait déjà allégué par Reveillé-Parise et Percy, à savoir que les cristallins des yeux myopes ne sont pas plus convexes que ceux des yeux normaux (emmétropes). — Par contre, il est évident, et nous reviendrons à ce sujet en parlant de la myopie acquise, que des ectasies staphylomateuses de la cornée peuvent devenir la cause accidentelle de la myopie, de même qu'elle peut résulter du déplacement du cristallin en avant et de l'augmentation de sa convexité après déchirures du ligament suspenseur.

Mais en dehors de ces circonstances exceptionnelles,

nous rencontrons la cause principale de la myopie dans
l'allongement de l'axe antéro-postérieur (axe optique) de
l'œil, allongement qui peut exister en même temps qu'une
extension générale de l'œil dans tous les diamètres (buph-
thalmos), mais qui est de beaucoup plus souvent limité à
cet axe seul et produit par le *staphylôme postérieur*,
comme il avait été déjà décrit par Scarpa.

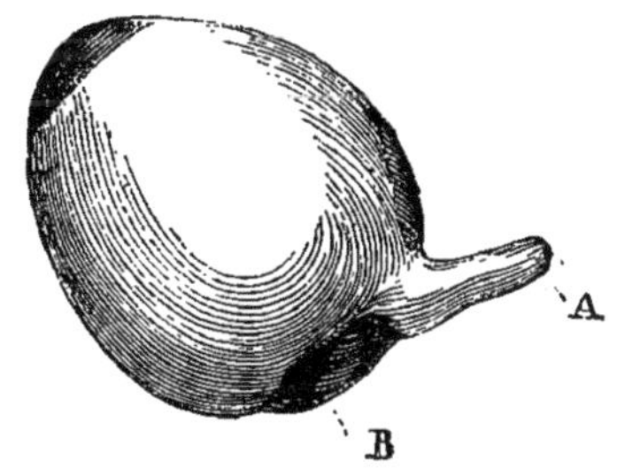

Fig. 45. — Allongement de l'axe antéro-postérieur de l'œil. — Staphylôme postérieur.

Ce staphylôme donne au globe oculaire une forme
ovoïde, que l'on peut distinguer souvent à la simple
inspection lorsqu'on engage le malade à tourner son
œil en dedans. On reconnaît alors que l'œil est allongé
d'avant en arrière, que la sclérotique a perdu de sa courbure normale vers l'équateur du globe. On peut s'assurer de ce fait que la simple inspection rend probable,
par une mensuration directe qui s'exécute sans difficulté
à l'aide d'un petit compas dont les pointes sont garnies
d'un peu de liége (Arlt). L'examen anatomique d'un
grand nombre d'yeux myopes a permis de constater plus
exactement encore ces faits, ainsi que les suivants. La
sclérotique se trouve considérablement amincie surtout
vers le pôle postérieur de l'œil où elle est parfois (sur le

sommet du staphylôme) mince comme du papier. A ce même endroit, la choroïde est complétement atrophiée et à sa place se présente un tissu cellulaire très-fin qui lie intimement la sclérotique et la rétine. L'iris et le cristallin sont plus éloignés de la cornée qu'à l'état normal; par conséquent, la chambre antérieure est plus profonde et c'est probablement cette circonstance qui a fait croire à la plus grande convexité de la cornée.

Lorsqu'on examine ces yeux à l'ophthalmoscope, on reconnaît l'atrophie de la choroïde à l'existence d'une *tache blanchâtre en forme de croissant* (voy. fig. 46), dont la concavité repose sur le bord externe de la papille du nerf optique; à une période plus avancée de la maladie, cette tache prend la forme d'un cône tronqué dont le sommet est dirigé en dehors.

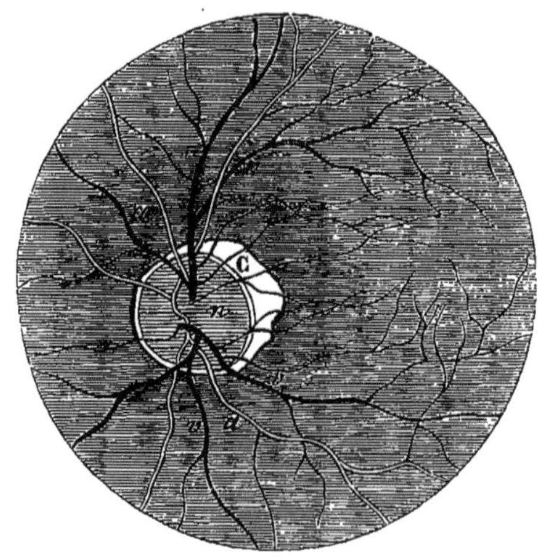

FIG. 46.

Sa coloration, quelquefois d'un blanc nacré, est pro-duite par le reflet direct de la sclérotique que l'on voit à

travers la choroïde atrophiée. Le bord externe de cette
tache atrophique est souvent limité par une courbe assez
régulière qui la sépare du tissu normal (atrophie circon-
scrite). D'autres fois, lorsque le travail atrophique dans
les tissus n'est pas encore arrêté, cette tache blanche finit
par des déchiquetures irrégulières, et dans les parties
environnantes on reconnaît les symptômes d'extension
et d'amincissement de la choroïde. Ces changements se
rencontrent surtout dans les cas où le staphylôme postérieur suit une marche progressive, et ils expliquent pourquoi nous voyons alors à l'examen ophthalmoscopique les
vaisseaux choroïdiens moins flexueux qu'à l'état normal,
se séparer davantage les uns des autres, les espaces in-
tervasculaires moins riches de pigment, de sorte qu'une
plus grande quantité de lumière pénètre jusqu'à la sclérotique et, réfléchie par cette membrane, répand une
clarté plus grande sur tout le fond de l'œil.

Si, pendant les premières phases de ces processus
morbides, l'on assiste pour ainsi dire à la formation de
l'atrophie, on voit que dans le voisinage du nerf optique,
vers le bord externe de la papille, le pigment de la choroïde commence à disparaître. Le fond de l'œil, à cet
endroit, devient alors plus clair et l'on distingue plus facilement les vaisseaux de la choroïde, plus larges que ceux
de la rétine et entourés de taches grisâtres. Ces taches
blanchissent de plus en plus par suite de la résorption du
pigment; d'autre part, les vaisseaux disparaissent. Généralement, au pourtour de ces parties en voie d'atrophie, il
existe une hypérémie notable, puis les régions hypérémiées
s'atrophient à leur tour. Souvent, dans une grande tache

atrophique qui entoure le nerf, nous reconnaissons plusieurs cercles concentriques limités par des traînées de pigment : ce sont autant d'étapes qu'a parcourues l'atrophie avant d'envahir la région extrême de la zone. C'est ainsi que nous pouvons reconnaître si le travail d'atrophie est arrêté ou marche encore, suivant que les bords de la lésion sont bien limités, nettement dessinés, ou non. Les plaques atrophiques siégent le plus souvent en dehors du nerf, quelquefois en bas, bien plus rarement en haut ; on en voit même d'annulaires. D'autres fois il y a autour du nerf trois taches en forme de trèfle, dont la plus externe s'étend toujours davantage du côté de la tache jaune, qu'elle atteint cependant difficilement parce que la formation et la croissance du staphylôme éloignent de plus en plus la macula du nerf optique.

Le nerf lui-même semble avoir subi des altérations dans sa forme, il paraît plus étroit, lorsque la tache atrophique s'étend latéralement, plus large au contraire, lorsqu'elle s'étend en haut ou en bas. Cette altération de forme s'explique en partie par le fait que la papille optique, dans un œil atteint de staphylôme postérieur, ne se présente pas à l'observateur de face, mais de côté, de profil ou plutôt de trois quarts, et nous la voyons ainsi en raccourci dans le sens de sa largeur. Cependant le nerf, sans que l'on puisse l'expliquer jusqu'ici, change aussi rééllement sa forme et en même temps il ne conserve pas la couleur dans laquelle il apparaît ordinairement à l'examen ophthalmoscopique. Chez les individus jeunes, la papille paraît dans ces cas hypérémiée ; plus tard elle devient blanchâtre, présente fréquemment une excavation plus ou moins étendue et paraît s'atrophier.

Lorsque la distension de la rétine causée par l'allongement du globe dépasse un certain degré, on voit les vaisseaux rétiniens qui, à l'état normal, sont plus ou moins flexueux, devenir rectilignes. A l'endroit de la tache atrophique, ces vaisseaux se présentent avec une netteté incomparable parce qu'ils sont situés directement sur le reflet blanc de la sclérotique, reflet d'autant plus blanc que la choroïde est plus complétement atrophiée. A part la direction plus rectiligne des vaisseaux de la rétine, on n'observe pas d'autres altérations de cette membrane, qui conserve son aspect normal.

Par contre, nous trouvons fréquemment, à l'endroit de la tache jaune, des altérations qui intéressent au plus haut degré notre attention, parce qu'elles sont de grande influence sur la force visuelle. Le plus souvent elles consistent en de petits amas de pigment formant des taches brunâtres, ou bien en de petites hémorrhagies. Le nerf optique et la rétine étant aussi plus ou moins hypérémiés, ces ruptures vasculaires s'expliquent facilement. Les hémorrhagies et les amas pigmentaires peuvent se distinguer les uns des autres, surtout au bout d'un certain temps : les hémorrhagies deviennent alors plus claires au centre, elles se résorbent en se divisant ; en arrière reste un tissu sain ou atrophié. Les taches pigmentaires, au lieu de se fragmenter et de disparaître peu à peu, vont toujours en augmentant d'étendue tout en devenant plus foncées.

A côté des altérations que nous venons de décrire et

qui sont des symptômes caractéristiques du staphylôme postérieur, ou qui, du moins, l'accompagnent ordinairement, nous devons parler encore des complications qui surviennent fréquemment aux yeux atteints de myopie progressive. Parmi ces complications, signalons : la choroïdite disséminée, les altérations et le décollement de la rétine, les opacités du corps vitré, la cataracte et enfin le glaucôme.

La *choroïdite disséminée* se reconnaît à l'aspect particulier de cette membrane ; sur toute la surface et jusque vers la périphérie du fond de l'œil, on trouve des taches blanches et jaunes séparées par des amas irréguliers de pigment ; mais ce dernier peut aussi avoir presque entièrement disparu.

Sur la rétine nous observons des taches apoplectiques, tantôt grandes et isolées, tantôt petites et en grand nombre, qui toutes prennent plus tard l'aspect de taches pigmentaires. D'autres fois il survient un des accidents les plus funestes pour l'œil : le *décollement de la rétine* à la suite d'épanchements séreux ou sanguins en arrière de cette membrane. Ce déplacement de la rétine peut aussi être causé, mais ceci est plus rare, par des opacités fibrineuses remplissant le corps vitré d'un côté à l'autre et formant des brides qui, en se rétractant, décollent mécaniquement la rétine.

Dans les phases ultérieures de la myopie progressive, les *opacités du corps vitré* se rencontrent presque constamment. Quelquefois elles sont de forme allongée et paraissent venir de la papille ; mais ordinairement elles ont des formes irrégulières et présentent une très-grande mobilité au milieu de l'humeur vitrée presque toujours liquéfiée. Nous distinguons parmi ces opacités du corps vitré, celles qui résultent des épanchements de sang venant de la choroïde (ce sont les plus fréquentes), et celles qui proviennent d'une altération idiopathique de l'humeur vitrée. Cette altération ressemble à celles que nous rencontrons après des blessures de l'œil ayant produit une séparation de continuité dans l'humeur vitrée ou autour des corps étrangers arrêtés à cet endroit. L'extension progressive du globe oculaire peut, à ce qu'il paraît, conduire au même résultat. D'ailleurs le corps vitré subit aussi des troubles de nutrition par suite de l'état morbide de la choroïde, membrane qui lui fournit les matériaux de réparation et dont les affections ont tant de retentissement sur le corps vitré.

Dans les mêmes conditions nous voyons aussi se développer facilement la *cataracte :* le cristallin souffrant dans sa nutrition par suite de l'augmentation de la pression intra-oculaire et surtout de l'atrophie choroïdienne. Les opacités envahissent le cristallin tantôt vers son pôle postérieur sous forme d'une tache presque régulièrement ronde (cataracte polaire), tantôt sous forme de stries irrégulières assez fines et nettement circonscrites, de sorte que les malades voient encore assez bien et longtemps, car ces cataractes se complètent lentement et difficilement.

On observe enfin dans les yeux myopes le *glaucome*, consécutif à la myopie, lorsque la sclérotique, souvent par suite de l'âge, perd en élasticité et que la pression intra-oculaire, au lieu d'augmenter le staphylôme, se porte sur le nerf optique qu'elle excave.

De toutes les altérations que nous venons d'énumérer et de décrire, la tache blanche autour du nerf optique est la plus caractéristique. On la rencontre rarement chez les enfants avant six ou huit ans, parce qu'on n'a pas souvent l'occasion de les examiner à l'ophthalmoscope avant cet âge et parce qu'en effet, pendant la première jeunesse il n'y a que des traces très-faibles de l'atrophie dont on peut cependant déjà reconnaître le début soit par une strie irrégulière blanchâtre située au bord externe de la papille du nerf optique, soit par une tache très-étroite d'une nuance rose-claire, bordée par une ligne foncée et située au même endroit. Dans les cas de myopie faible cet état reste stationnaire pendant toute la vie, mais toutes les fois que la myopie atteint pendant la puberté 1/6 et suit même après cet âge encore une marche progressive, nous voyons aussi la tache atrophique s'étendre dans le fond de l'œil. La cause directe et locale de ce processus pathologique a été placée par M. de Graefe dans une affection inflammatoire de la choroïde, s'accompagnant d'un ramollissement de la sclérotique, qu'il nomma *scléro-choroïdite postérieure*. S'il est vrai que les symptômes d'inflammation, surtout au début, ne sont pas bien manifestes, il ne faut pas oublier que cette inflammation est du genre des inflammations séreuses, s'accompagnant d'une grande hypersécrétion plutôt que de symptômes inflammatoires très-accusés. D'autre part, il n'est pas rare de voir survenir dans les phases ultérieures de la maladie des phénomènes évidents d'hypérémie, d'irritation et même d'inflammation.

Cependant il faut convenir, et nous l'avons déjà indi-

qué plus haut, que la formation du staphylôme postérieur
dans ces circonstances ne peut avoir lieu que lorsqu'il
existe en même temps une certaine prédisposition congénitale dont la transmission héréditaire est aujourd'hui
démontrée par un très-grand nombre d'observations.
L'embryologie nous apprend, en effet, qu'au voisinage
du nerf optique la sclérotique reste longtemps ouverte
et ne se ferme que plus tard par une membrane plus ou
moins dense (hiatus sclérotical de Ammon); lorsqu'il y
a arrêt dans le développement de cette membrane obtu-
ratrice, il y a prédisposition à une ectasie, à un staphylôme en cet endroit. De plus, c'est à cette place seulement
que la sclérotique n'est pas fortifiée par les expansions des
tendons musculaires. Enfin, c'est encore là que l'enveloppe fibreuse du globe oculaire est traversée par les
vaisseaux qui se rendent à la choroïde : or, on sait qu'une
membrane est d'autant moins résistante qu'elle est moins
homogène.

A la suite de toutes ces circonstances, la sclérotique
cède plus facilement à la pression intra-oculaire dans le
voisinage du nerf optique et, si l'on réfléchit qu'elle
est formée à cet endroit par les deux enveloppes du
nerf optique entre lesquelles se trouve une couche de
tissu cellulaire, on se rendra facilement compte que la
distension de cette membrane doit produire une séparation
entre le nerf optique et son enveloppe fibreuse. Cette
séparation élargit la couche de tissu conjonctif et ainsi se
trouve encore diminuée la résistance que ces parties
peuvent présenter à toute pression. — M. Giraud-Teulon,
et avant lui M. Arlt déjà, attribue une large part dans

la séparation des deux enveloppes du nerf optique qui concourent à la formation de la sclérotique, à l'action antagoniste des muscles obliques d'une part et des muscles droits internes d'autre part. Ces derniers, surtout lorsqu'ils exigent par leur faiblesse relative des efforts particuliers de la part du malade jouent en effet, comme nous le verrons plus tard, un grand rôle dans le développement ultérieur du staphylôme postérieur et par conséquent dans les progrès de la myopie.

Il est donc bien entendu qu'une simple inflammation de la choroïde ne produira pas la myopie ; mais si elle survient chez un sujet prédisposé par les diverses conditions anatomiques que nous venons d'indiquer et qui ont été reconnues sur des yeux d'enfants par Jæger, il se formera un staphylôme postérieur. D'ailleurs il peut y avoir staphylôme avant que l'atrophie choroïdienne soit développée, car c'est celle-ci seulement que nous constatons aisément à l'ophthalmoscope. Ainsi, il peut exister une myopie faible pendant l'enfance, causée par un allongement de l'axe antéro-postérieur de l'œil qui ne s'accompagne pas encore d'atrophie ; puis, au moment de la puberté, s'il se fait une congestion choroïdienne, le staphylôme augmente et par suite la myopie ; on voit alors la choroïde s'atrophier.

Si l'allongement de l'axe optique de l'œil sous forme de staphylôme postérieur, c'est-à-dire le développement ultérieur d'une disposition congénitale, constitue de beaucoup le plus grand nombre des myopies, il y a cependant aussi des cas de *myopie acquise*. Ainsi l'on observe la myopie à la suite de changements dans la courbure de la cornée. Cette dernière devient plus convexe et produit alors la myopie, lorsqu'à la suite de processus ulcératifs la pression interne de l'œil n'y rencontre plus la résistance normale. La même chose a lieu sous l'influence de troubles nutritifs qui, sans altérer la transparence de la cornée, amènent une distension, quelquefois très-considérable, de cette membrane (kératoglobus et kératoconus ou staphylôme pellucide de la cornée). Ces changements dans la forme de la cornée produisent toujours, en dehors de la myopie, un degré plus ou moins prononcé d'astigmatisme (voy. ce chapitre). — Une seconde cause de la myopie acquise réside souvent dans le cristallin. Que ce dernier devienne plus convexe ou qu'à la suite de lésions de son ligament suspenseur (zonula de Zinn), il se déplace en avant, il en résultera toujours un déplacement de son foyer principal qui, réunissant alors les rayons lumineux en avant de la rétine, amènera la myopie. — Enfin, une myopie apparente peut être produite d'une manière passagère par le *spasme de l'accommodation*. Le muscle de l'accommodation peut être atteint de spasme tonique aussi bien que tout autre muscle de l'économie. Le cristallin acquiert alors une courbure très-grande, sa force de réfraction augmente naturellement, et les objets éloignés ne sont plus distingués nettement. Les verres concaves améliorent également dans ces cas la vision, mais d'autre part les instillations d'atropine, qui n'ont aucune action sur la myopie, guérissent le spasme de l'accommodation et font disparaître les troubles fonctionnels. Ici nous n'avons donc pas affaire à une myopie réelle, mais à une affection de l'accommodation, affection assez rare du reste, tout à fait subite et d'ailleurs passagère.

HUITIÈME LEÇON.

SYMPTOMES DE LA MYOPIE ET DE SES COMPLICATIONS. — INSUFFISANCE DES MUSCLES DROITS INTERNES. — ASTHÉNOPIE MUSCULAIRE.

Nous avons à nous occuper maintenant des *symptômes* de la myopie et de ses complications. Comment les myopes y voient-ils sans lunettes ? Lorsque les objets sont éloignés, ils les voient mal parce que leur rétine est couverte de cercles d'irradiation au lieu d'être frappée par les foyers des rayons lumineux. Cependant, dans les cas de myopie très-faible, cet inconvénient est minime et le myope ne s'aperçoit de son infirmité que si on lui met un verre concave faible devant l'œil, parce qu'aussitôt il distingue plus nettement les objets éloignés. L'impossibilité de voir distinctement au-delà d'une certaine distance est compensée, pour ainsi dire, par l'avantage de pouvoir rapprocher les objets très-près des yeux ; cette dernière circonstance constitue en effet un avantage, car la proximité de l'objet regardé permet au myope d'y distinguer des détails très-fins et de travailler à un éclairage moindre que peuvent le faire ceux qui ont des yeux normaux. En outre, puisque le rapprochement des objets n'exige pas au même degré des efforts d'accommodation que chez l'emmétrope, le myope peut supporter, pendant plus longtemps que ce dernier, une application assidue des yeux à de courtes distances sans en souffrir. C'est aussi

pour cela que les myopes ont de la tendance à rapprocher les objets et une certaine disposition à s'occuper
d'objets fins, à lire de fines impressions, à écrire d'une
écriture souvent presque imperceptible. Cette prédilection, d'ailleurs, s'explique aussi par le fait que, plus
nous regardons de près, plus aussi la surface comprise
dans notre champ visuel a peu d'étendue ; d'autre part,
plus les objets situés sur cette surface sont petits, plus
aussi nous en voyons à la fois. Or nous avons grand
avantage à voir beaucoup d'objets à la fois, surtout pour
lire et pour écrire où nous devons voir non-seulement
le mot que nous lisons, mais aussi ceux qui suivent. Les
myopes qui n'ont qu'un petit champ visuel à cause de la
distance où ils voient, aiment donc beaucoup les impressions fines, et comme ces lettres ne forment pas de grandes
images, ils rapprochent le plus possible leur tête du livre
pour que les caractères soient distincts tout en étant
nombreux.

Pour les objets situés au delà du punctum remotissimum, la vision des myopes est d'autant plus mauvaise
que ces objets sont plus éloignés et que les pupilles sont
plus larges : en effet, plus les rayons passent par les
parties périphériques du cristallin, plus aussi les cercles
d'irradiation sont grands. C'est pourquoi les myopes
rapprochent leurs paupières et regardent comme à travers une fente ; ils clignent des yeux et ce symptôme a
fourni le nom pour la maladie. Nous profitons d'ailleurs
de cette indication que nous donne la nature pour employer des lunettes sténopéiques dans les cas de myopie
excessive. Cette amélioration de la vision qui résulte du

rétrécissement de la pupille, phénomène physiologique à une période avancée de la vie, a contribué à la croyance que la myopie diminue avec l'âge.

D'après l'ensemble des symptômes que nous venons d'indiquer, il n'est pas étonnant que les personnes atteintes d'une forte myopie aient souvent une apparence toute particulière : sans lunettes, elles voient moins bien que les emmétropes, et puisqu'elles ne distinguent pas les physio-nomies de ceux qui les entourent, elles ne peuvent se rendre compte de l'effet qu'elles produisent ; de là tantôt une témérité exagérée, tantôt une ingénuité excessive. Les myopes s'aperçoivent moins aussi des défauts des autres personnes. Ils sont par leur état de vision privés de bien des choses dont ils ne se doutent pas, mais dont nous pouvons nous faire une idée en nous rendant myopes pour quelque temps au moyen de verres convexes. On a souvent exprimé l'opinion que les myopes voient les objets plus petits que les emmétropes, du moins les objets qu'ils peuvent embrasser d'un seul coup d'œil. En effet, tandis que nous jugeons de la grandeur d'un objet volumineux par l'étendue des mouvements que l'œil est obligé de faire pour le parcourir d'une extrémité à l'autre, nous apprécions celle d'un petit objet, si les distances sont les mêmes, d'après le nombre d'éléments rétiniens qui sont atteints par son image. Chez le myope où, à la suite de l'allongement de l'axe antéro-postérieur de l'œil, il y a une distension de toutes les membranes oculaires, les éléments nerveux de la rétine sont plus écartés les uns des autres ; le même objet en frappe une moins grande quantité dans l'œil myope que dans l'œil normal et, par conséquent, il doit paraître plus petit. Cependant il n'en est rien, parce que dans l'œil myope le point d'entre-croisement des rayons lumineux directs (point nodal) est plus éloigné de la rétine, circonstance qui augmente la grandeur des images rétiniennes, comme nous l'avons exposé plus haut (voy. p. 58). Il est vrai que l'emploi des lunettes à verres concaves qui rapprochent le point nodal de la rétine, ne tourne pas au profit de cette dernière considération.

L'acuité de la vision (S) chez les myopes varie natu-rellement avec le degré de la myopie, avec les progrès qu'elle fait, avec les altérations secondaires qu'elle en-traîne. En général, elle n'est pas aussi bonne et diminue plus rapidement avec l'âge que dans les yeux normaux (emmétropes). Dans les cas de myopie faible, la différence est peu appréciable; mais déjà lorsque la myopie atteint 1/6, la force visuelle est souvent imparfaite, et dans les degrés plus forts, une diminution dans l'acuité de la vision est la règle et se prononce de plus en plus avec l'âge, de sorte qu'ordinairement il n'en reste qu'un tiers aux myopes qui à soixante ans ont besoin de verres concaves n° 4 ou 8. Si malgré l'imperfection de la vision, les yeux myopes sont ordinairement considérés comme excellents et très-forts, c'est que la possibilité de rapprocher beau-coup les objets et l'agrandissement des images rétiniennes qui en résulte, contrebalancent pour ainsi dire la dimi-nution de l'acuité de la vision. Ainsi, par exemple, un myope qui ne lit plus le n° 100 des échelles typogra-phiques qu'à 5 pieds de distance ($S = 1/20$), lira encore le n° 1 de Jaeger mieux qu'un œil emmétrope dont la force visuelle aurait le double (S = 1/10). Seulement le myope rapprochera le livre jusqu'à 2 ou 3 pouces de ses yeux, distance où, dans les yeux normaux, la force d'accommodation fait déjà défaut.

Cette observation nous conduit naturellement à la question de savoir comment se comporte l'accommodation chez le myope. Chez ce dernier comme aussi chez l'emmétrope, il existe des différences individuelles ; mais abstraction faite de ces différences, la *force* de l'accommodation est la même, le parcours seul varie. Tandis que dans l'œil normal le parcours de l'accommodation va de très-loin jusqu'à 4 ou 5 pouces de distance, il doit dans l'œil myope changer dans ce sens que le point le plus éloigné de la vision étant plus près de l'œil, son punctum proximum doit s'en rapprocher aussi. Dans les degrés faibles de la myopie, ce rapprochement est minime ; dans les degrés moyens, le punctum proximum, au lieu d'être comme dans l'œil normal à 4 ou 5 pouces, se trouve à 3 pouces de l'œil, et dans les fortes myopies à 2 pouces et en deçà. Voilà pourquoi les myopes peuvent rapprocher les objets beaucoup plus que les emmétropes, sans pour cela cesser de les voir distinctement. Ce parcours de l'accommodation, ainsi que les agréments qui en résultent pour le myope au point de vue de ses occupations, reste le même tant que la force d'accommodation est bonne, c'est-à-dire tant que l'individu est jeune ; mais l'accommodation étant soumise aux mêmes lois chez le myope que chez l'emmétrope, sa force, chez l'un comme chez l'autre, diminue avec l'âge et le myope, comme l'emmétrope, peut devenir presbyte.

En effet, son punctum proximum s'éloigne de plus en plus de l'œil, et comme on est convenu d'appeler presbyte tout œil qui ne peut voir nettement en deçà de 8 pouces, le myope devient presbyte une fois que le point le plus rapproché de sa vision distincte se trouve au delà de cette distance. Il ne reste pas moins myope pour cela, puisque la position de son punctum remotissimum ne change pas.

Le myope s'aperçoit naturellement plus tard que l'emmétrope de la diminution de sa force accommodative, d'autant plus tard que sa myopie est plus forte, de sorte que déjà les personnes atteintes d'une myopie moyenne peuvent arriver à un âge très-avancé avant d'avoir besoin de lunettes à verres convexes pour lire et pour écrire. Lorsque la myopie est plus forte que 1/8, il ne peut pas être question de presbyopie (parce que le point le plus rapproché de la vision ne pourra s'éloigner au-delà de 8 pouces de l'œil), mais le punctum proximum, en s'éloignant de l'œil, se rapprochera de plus en plus du punctum remotissimum, et quand ces deux points arrivent à se confondre, il n'existe naturellement plus qu'une seule distance dans laquelle la vision est distincte.

Lorsque les myopes travaillent beaucoup le soir sans se reposer, quand ils s'affaiblissent par une cause quelconque, ils arrivent à ressentir facilement des phénomènes d'irritation. Ils ont fréquemment les parties extérieures de l'œil, paupières et conjonctives, congestionnées. Il existe souvent chez eux une légère injection péricornéenne. Surtout quand la myopie, à une certaine période de la vie, devient rapidement progressive, les

malades commencent à se plaindre de fatigue et de douleurs dans les yeux ; on trouve alors la papille du nerf optique très-hypérémiée et l'aspect général de l'œil dénote
un certain degré d'irritation et de tendance à la congestion.
En même temps, si cet état se prononce davantage, l'hypérémie et l'atrophie de la choroïde surviennent ; mais
souvent l'affaiblissement de la vue n'est pas en rapport
avec les résultats de l'examen ophthalmoscopique. On peut
trouver, à l'ophthalmoscope, des altérations très-étendues
de la choroïde, couvrant tout le fond de l'œil de taches
jaunes et blanches qui lui donnent un aspect marbré, sans
que pour cela l'acuité de la vision ait beaucoup diminué,
si du moins la rétine est restée saine. Par contre, dès que
cette dernière, par suite des tiraillements et de la distension du globe, entre dans un état d'irritation générale,
la force visuelle baisse toujours, quelquefois d'une manière très-considérable ; en outre, la vue se fatigue vite, les
malades se plaignent d'une sensation de tension dans les
yeux, qui deviennent même sensibles au toucher et très-
irritables à la grande clarté du jour ou de l'éclairage
artificiel. Le pronostic de cette amblyopie des myopes
est encore favorable en ce sens, que tous ces symptômes
disparaissent, si une bonne thérapeutique et une hygiène
rationnelle de la vue interviennent à temps pour arrêter
l'état congestif de l'œil. — Tant que la vision des myopes
est seulement affaiblie, ils s'en aperçoivent à peine, parce
qu'ils rapprochent alors les objets un peu plus de leurs
yeux et se procurent ainsi des images rétiniennes plus
grandes ; mais ils commencent toujours à s'effrayer sérieusement lorsqu'à la suite d'altérations de la macula

lutéa, la vision directe est atteinte de troubles considérables. Les malades accusent alors un brouillard qui
couvre le papier lorsqu'ils veulent lire ou écrire ; une
tache foncée cache une ou plusieurs lettres du mot qu'ils
veulent lire ; en même temps, ils sont éblouis par des
sensations lumineuses subjectives, par des photopsies au
milieu de ce brouillard. D'autres fois les malades voient
brisées ou courbes les lignes droites. Les altérations de
la macula lutea qui donnent lieu à des troubles fonctionnels si accusés, sont de nature différente. Si l'on suppose
que les cônes sont refoulés en avant par un exsudat, on
comprend facilement que les malades prennent des lignes
droites pour des lignes convexes, l'écran où se fait
l'image prenant lui-même une forme convexe. D'autres
fois, c'est le processus atrophique qui atteint la *fovea
centralis*, ou même une hémorrhagie qui abolit subitement la vision directe. Généralement, les altérations de
la macula lutea débutent dans un œil assez longtemps
avant d'attaquer l'autre, dont la vision directe ne commence ordinairement à souffrir que lorsqu'elle est presque
éteinte dans le premier. Malheureusement, nos moyens
ne sont pas très-puissants dans cette période du mal ; il
est vrai que l'obscurcissement reste quelquefois longtemps
stationnaire, d'autres fois la vision s'améliore même un
peu, mais le processus atrophique marche toujours et le
succès du traitement antiphlogistique peut seulement
retarder son progrès.

Deux symptômes accompagnent d'une manière à peu
près constante cette myopie, ce sont les *photopsies* et les
mouches volantes. Ces dernières, dont l'apparition est

habituellement causée par des corpuscules microsco-
piques qui nagent dans le corps vitré, ne présentent aucun
danger, mais elles deviennent fréquemment très-pénibles
aux myopes qui en sont excessivement tourmentés. Ces
mouches volantes n'ont une signification pathologique
que lorsqu'elles sont dues à de vraies opacités du corps
vitré, appréciables à l'ophthalmoscope qui y découvre,
soit de petits corps noirs flottant dans l'humeur vitrée,
soit des épanchements moins opaques, de forme fila-
menteuse et membraneuse. Ces épanchements se forment
lorsque la pression intra-vasculaire et la pression interne
de l'œil ne sont plus en équilibre; lorsque la pression
intra-vasculaire est relativement trop forte, il se fait une
exosmose trop abondante, pouvant même par cette
transsudation amener des décollements rétiniens plus ou
moins étendus; ou bien encore les parois vasculaires
cèdent et il se fait une hémorrhagie. Avec l'ophthalmoscope, on reconnaît facilement ces épanchements. On les
aperçoit fort bien en éclairant le fond de l'œil avec le miroir réflecteur et en faisant regarder le myope alternativement en haut, en bas et de côté; les opacités passent
alors en arrière du champ pupillaire et on les voit flotter
dans le corps vitré. — Les photopsies qui incommodent
aussi beaucoup les myopes, dépendent de la pression
exercée sur la rétine quand la tension intra-oculaire
augmente. De plus, l'atrophie de la choroïde, la dissémi-
nation, la macération de son pigment, font que la lumière,
n'étant plus aussi bien absorbée par cette membrane,
devient très-gênante et produit facilement des éblouissements désagréables.

En dehors des troubles de la vision directe, nous avons à noter chez les myopes des obscurcissements et des interruptions dans le champ visuel excentrique. Pour faire mieux comprendre ces symptômes, nous allons entrer ici dans quelques détails sur le champ visuel en général et sur la manière de l'explorer.

Notre vision peut en effet se décomposer en deux parties distinctes : la vision centrale ou directe et la vision excentrique ; la première nous procure la connaissance immédiate de l'objet que nous regardons, l'autre nous fait voir les objets situés à côté de celui que nous fixons. Si la première nous sert pour reconnaître le mieux possible le point qui attire notre regard, l'autre nous est utile, indispensable pour nous conduire ; sans elle il n'y a plus d'orientation possible. Nous savons déjà comment on examine à l'aide des tables typographiques l'acuité de la vision centrale ou directe ; expliquons maintenant comment on explore le reste du champ visuel. Pour pratiquer l'examen de ce dernier, on place le malade devant un tableau noir et à une petite distance de ce tableau, à un pied par exemple ; on trace sur ce tableau avec de la craie une petite croix blanche sur laquelle le malade doit fixer toujours l'œil que l'on veut examiner après avoir fermé l'autre avec la main. Dès que les choses seront bien disposées de la sorte, on promène la craie sur le tableau dans toutes les directions en partant de la petite croix blanche comme d'un centre : on note par un trait au crayon les points où le malade ne distingue plus que confusément, et ceux où il ne voit plus du tout le crayon blanc que conduit la main, et l'on peut

dessiner ainsi très-complétement le champ visuel de l'œil
examiné. On peut faire la même expérience devant une
large feuille de papier blanc et se servir d'un crayon noir.
Pour la pratique habituelle, et lorsqu'on connaît déjà par
expérience les limites ordinaires d'un champ visuel normal, il suffit même de faire fixer par l'œil du malade le
bout des doigts de la main et de promener les doigts de
l'autre main dans toutes les directions, pour examiner
jusqu'à quelle distance du point fixé le malade compte
encore les doigts, et jusqu'où il en distingue seulement le
mouvement. En explorant ainsi, de l'une ou de l'autre
manière le champ visuel, on le trouve, ou normal dans
toute sa continuité et dans ses limites, ou bien rétréci par
des défectuosités plus ou moins irrégulières à sa périphérie, ou enfin interrompu par des lacunes fixes, centrales
ou périphériques, qu'on désigne sous le nom de *scotomes.*

Chez tout le monde, il y a un endroit où l'exploration
attentive du champ visuel, soit devant le tableau, soit devant une feuille de papier, rencontre non loin du point fixé
et vers son côté externe, une petite lacune connue, depuis
l'expérience de Mariotte, sous le nom de *tache aveugle*
(*punctum cæcum*). Cette lacune du champ visuel correspond à l'endroit de l'entrée du nerf optique dans l'œil, la
papille optique n'étant en effet pas sensible à la lumière.
Chez le myope atteint de choroïdite atrophique très-éten-
due, on observe très-communément un agrandissement
de la tache aveugle : cet agrandissement se prononce de
plus en plus à mesure que le staphylôme postérieur fait des
progrès et produit ainsi un véritable scotome, apparais-
sant au malade en forme d'une tache grisâtre presque au

milieu de son champ visuel. Nous devons conclure de
ceci que le tissu rétinien qui correspond à l'endroit où
se forme le staphylôme subit des altérations ; nous disons le tissu rétinien et non les fibres du nerf optique
qui entrent dans sa composition : en effet, si ces fibres
étaient atteintes, ce ne serait plus seulement la percep-
tion qui souffrirait, mais aussi la transmission, et le scotome aurait une étendue beaucoup plus grande.

En dehors de ce scotome, résultat d'un agrandissement
de la tache jaune, nous avons encore à noter chez les myopes des défectuosités du champ visuel produites, soit par
des plaques exsudatives ou atrophiques siégeant dans la
choroïde, soit par des hémorrhagies dans la rétine ou par
le décollement de cette membrane, soit encore par le glaucôme. — Ajoutons seulement quelques détails sur les symptômes du décollement rétinien qui constitue certainement
une des maladies oculaires des plus graves, et à laquelle
l'œil atteint de myopie progressive est exposé de préférence.
Lorsqu'un décollement rétinien a aboli complétement les
fonctions d'une partie de cette membrane, on observe dans
le champ visuel une défectuosité du côté opposé à l'endroit
du décollement. Comme celui-ci se montre le plus fréquemment à la partie inférieure de la rétine, c'est par en
haut que le champ visuel est considérablement rétréci. Cependant les décollements n'ont pas toujours lieu en bas, du
moins dans le principe ; mais, par suite des lois de la pesanteur, le liquide qui a soulevé la rétine tend à gagner les parties inférieures, et cette membrane reste finalement décollée
à sa partie inférieure. Si dans quelques cas le décollement
se maintient limité à une petite portion périphérique de la

rétine, séparée de la choroïde par une couche assez mince
de sérosité, on rencontre pourtant beaucoup d'autres cas
où le décollement prend de plus en plus d'étendue jusqu'à
ce qu'il devienne total; dans cette dernière circonstance,
la rétine n'est plus adhérente qu'au nerf et à l'aura serrata;
elle a alors la forme d'un entonnoir. Le décollement rétinien se reconnaît donc d'abord à l'examen fonctionnel, par
l'existence d'une défectuosité dans le champ visuel correspondant à l'endroit du décollement. Entre la partie du
champ visuel où la vision fait complétement défaut et celle
où le malade voit bien, où il peut compter nos doigts, il
existe presque toujours une zone intermédiaire dans laquelle le malade distingue un peu, par exemple les mouvements de la main. Cette zone correspond à la partie de la
rétine, qui, se trouvant entre la portion complétement décollée et celle restée adhérente à la choroïde, n'est encore
que légèrement soulevée et reprend la première ses fonctions dans les cas rares où le traitement réussit à guérir le
décollement rétinien. En dehors des symptômes résultant
de l'examen fonctionnel, l'ophthalmoscope nous révèle
l'existence du décollement rétinien par le reflet grisâtre
venant de la partie soulevée, tandis que le reste du fond de
l'œil paraît rougeâtre, et par les plis mobiles de la membrane sur laquelle on distingue les vaisseaux rétiniens. Il
n'est pas rare de voir que le décollement s'arrête justement le long d'un de ces vaisseaux qui en a empêché la
propagation par la plus grande consistance que le tissu
rétinien doit avoir là où il est parcouru par les plus gros
de ces vaisseaux. Ces symptômes sont d'une grande
importance pour distinguer le décollement rétinien, par

exemple, des opacités épaisses qui s'amassent dans la partie
la plus profonde du corps vitré. Ces opacités arrêtent dans
leur marche les rayons de lumière qui se dirigent vers la
partie inférieure de la rétine, et produisent une défectuosité du champ visuel semblable à celle qui est causée par le
décollement de la rétine. Il est évident que le trouble visuel
qui accompagne cette dernière affection doit être d'autant
plus grand que le décollement lui-même est plus considérable. La vision, toujours imparfaite, paraît cependant
encore assez bonne tant que la tache jaune est restée in-
tacte, mais elle faiblit à mesure que le décollement s'en
approche; lorsqu'il l'atteint, l'œil est à peu près perdu.
S'il est malheureusement très-vrai que dans la plupart des
cas cette marche progressive, bien que parfois très-lente,
est la règle, on en observe cependant d'autres où le
décollement périphérique restant stationnaire, la vision
d'abord très-troublée s'éclaircit un peu; les faits d'une
guérison complète par la disparition spontanée du décollement rétinien sont des exceptions rares et, il faut
bien le dire, les récidives détruisent souvent l'espé-
rance que la marche de la maladie avait inspirée au malade et au médecin. Ajoutons enfin comme symptôme
presque constant, qu'après le décollement de la rétine,
le globe oculaire perd habituellement de sa consistance,
il se ramollit, tandis que le cristallin subit souvent la
métamorphose cataracteuse. Ces cataractes sont ordinairement molles et s'accompagnent après leur maturité
de dépôts capsulaires.

Une autre altération du champ visuel se produit
dans les cas où la scléro-choroïdite postérieure se com-

plique du *glaucome*, sous la forme du glaucome simple, non inflammatoire. Tant que le degré de ramollissement de la sclérotique correspond au degré d'augmentation de la pression intra-oculaire, tout reste dans l'ordre; si la pression augmente, le staphylôme augmente aussi; il n'existe donc pas de glaucome, c'est-à-dire que la pression interne n'agit pas sur le nerf optique. Mais il arrive un moment, lorsque le myope avance en âge, où les membranes fibreuses, y compris la sclérotique, deviennent plus résistantes; si à ce moment la pression interne augmente encore, le nerf optique devient le point le moins résistant du globe oculaire, c'est sur lui qu'agit alors l'excès de pression interne et l'excavation glaucomateuse se forme. Cette excavation est ici parfois moins facile à voir à l'ophthalmoscope que dans les cas ordinaires, à cause de la présence de la tache atrophique qui entoure le nerf; mais les autres symptômes du glaucome nous permettent alors de poser le diagnostic; ces symptômes principaux sont : les pulsations artérielles, le rétrécissement progressif du champ visuel, surtout du côté interne, jusqu'à ce qu'il ne forme plus qu'une fente; l'état des vaisseaux de la conjonctive oculaire, la dureté du globe et l'irisation des flammes de bougies que regarde le malade.

La dernière complication de la myopie dont nous ayons à parler se rencontre du côté du système musculaire de l'œil : c'est l'*insuffisance des muscles droits internes*, c'est-à-dire une faiblesse relative de ces muscles, qui ne leur permet plus de produire la convergence nécessaire à la vision binoculaire des objets rapprochés. Cette insuffisance peut entraîner le strabisme divergent que nous voyons en effet survenir chez un assez grand nombre de myopes. Expliquons en quelques mots les rapports qui existent dans ces cas entre la myopie et la déviation des axes optiques. Si nous examinons la mobilité normale des globes oculaires, nous voyons que chez tout le monde, elle s'arrête dans la convergence au moment où les deux axes optiques s'entrecroisent à une distance d'à peu près 2 pouces 1/2 à 3 pouces des yeux. Chez les myopes, une cause principale s'oppose à ce que la convergence puisse jamais être aussi forte : c'est l'allongement de l'œil. Le globe oculaire est gêné dans ses mouvements latéraux, parce que son pôle postérieur vient butter contre les parois latérales de l'orbite. Ce défaut de mobilité peut être constaté directement de la manière suivante : tandis que dans l'état normal la plus forte rotation de l'œil en dehors amène le bord externe de la cornée jusqu'à l'angle externe de la fente palpébrale, et que la plus forte rotation en dedans fait disparaître la moitié de la cornée dans l'angle interne de l'œil, nous observons chez le myope atteint du staphylôme postérieur, que le bord de la cornée n'arrive guère à l'angle externe et ne se cache jamais dans l'angle interne. Ce défaut de mobilité est surtout prononcé dans la rotation en dedans, parce que le staphylôme siégeant à la partie externe du nerf optique, l'œil est allongé en arrière et en dehors, et heurte plus facilement la paroi externe de l'orbite lorsqu'il veut se tourner en dedans.

Voilà donc une première cause d'insuffisance dans la

mobilité des yeux en dedans, insuffisance qui entraîne
naturellement une certaine difficulté pour la convergence
des yeux. Cette difficulté deviendra d'autant plus pénible que le degré de la myopie obligera le malade à
rapprocher les objets à une courte distance de ses yeux.
En un mot, l'allongement de l'axe antéro-postérieur de
l'œil par le staphylôme amène, d'une part la myopie, et
de l'autre part empêche la convergence des yeux qui est
pourtant indispensable quand le myope veut regarder un
objet rapproché de ses deux yeux. — A cette première
difficulté, se joint souvent une autre, que nous constatons
aussi chez des personnes non myopes, je veux parler de
la faiblesse des muscles droits internes. Il résulte de cette
faiblesse que toutes les fois que l'on doit maintenir les
yeux dans un certain degré de convergence, les muscles
arrivent très-vite à se fatiguer. Si cependant l'on continue le même travail, un des yeux, celui dont le muscle
est tant soit peu plus faible, ne pourra plus être maintenu
en dedans; il se déviera un peu en dehors et, de là, un
trouble de la vision qui ira jusqu'à la diplopie dès que la
divergence des deux axes optiques sera un peu accusée.
Cette diplopie gêne beaucoup le malade, qui, pour s'en
débarrasser, fait, ou des efforts de plus en plus grands
pour vaincre la faiblesse de ses muscles droits internes et
pour conserver la convergence nécessaire de ses yeux, ou,
si ces efforts sont impuissants, ferme un œil et, vu l'impossibilité de faire converger ses yeux à la distance de sa
vision distincte, renonce à la vision binoculaire. L'œil
exclu de la vision, suit alors, derrière les paupières fer-
mées, les mouvements de son congénère par un mouve-

ment associé ; il se dévie en dehors. Si l'on veut constater
ce dernier phénomène, il suffit en pareil cas de couvrir
un œil par la main, derrière laquelle on peut observer la
position du globe oculaire, tandis qu'avec l'autre œil le
malade-continue à fixer un objet rapproché à la distance
de sa vision distincte.

La faiblesse relative des muscles droits internes, qui
peut être observée aussi bien chez les emmétropes et chez
les hypermétropes que chez les myopes, sera cependant
beaucoup plus pénible chez ces derniers parce qu'ils sont
obligés de rapprocher les objets et, par conséquent, de
faire converger leurs yeux à de courtes distances. Voilà
aussi la raison qui nous fait voir tant de myopes fermer
un de leurs yeux au bout de quelque temps de travail, ou
tenir de côté l'objet qu'ils regardent, le livre dans lequel
ils lisent par exemple, de manière à ce qu'ils ne lisent plus
que d'un seul œil. Ces mouvements sont instinctifs pour
éviter les efforts de convergence, qui fatiguent leurs
yeux et produisent même des douleurs péri-orbitaires.
D'autre part, cette exclusion instinctive ou volontaire
d'un œil, exclusion qui s'accompagne d'une déviation en
dehors comme nous l'avons vu plus haut, conduit facilement à une divergence stationnaire des yeux, au strabisme divergent permanent, surtout si le malade est
obligé de travailler dans ces conditions pendant longtemps
sans interruption, ou forcé par l'état de sa réfraction de
regarder de très-près. C'est une des raisons pour lesquelles le strabisme divergent se rencontre beaucoup
plus fréquemment parmi les myopes que parmi les emmétropes, parce que ceux-ci peuvent éloigner les objets à

une assez grande distance de leurs yeux pour éviter
un degré de convergence supérieur à la force de leurs
muscles droits internes. Chez le myope, au contraire, il
y a nécessité absolue de rapprocher l'objet très-près
des yeux, jusqu'à la distance de la vision distincte, et le
travail des muscles droits internes est indispensable, tant
que la vision binoculaire n'est pas sacrifiée. Il est vrai
que souvent la force de ces muscles est suffisante, aussi
longtemps du moins que la myopie reste stationnaire ;
mais si le degré de la myopie augmente rapidement, et
qu'un plus grand rapprochement des objets, par conséquent aussi une plus forte convergence des yeux devient
nécessaire, la force des muscles droits internes n'augmente pas toujours au même degré, et leur insuffisance
s'établit.

Avec cette insuffisance, qu'elle se trouve chez un
emmétrope, hypermétrope ou myope, apparaissent des
symptômes toujours inquiétants pour le malade, parce
qu'ils l'empêchent de se servir de ses yeux pour tout
travail assidu. Il importe aussi au médecin d'étudier
attentivement la véritable cause de ces symptômes, car
en les négligeant ou en les interprétant d'une manière
erronée, il pourrait laisser le malade aux prises avec
une situation des plus désagréables, ou le soumettre à
des traitements médicamenteux qui ne soulageraient en
rien la maladie réelle.

Chez les myopes, il est d'autant plus nécessaire de
guérir l'insuffisance musculaire qu'elle contribue à la
marche progressive du staphylôme postérieur, dont la
formation et l'extension, nous l'avons vu plus haut,

sont liées à l'augmentation de la pression intra-oculaire. D'autre part, cette augmentation est inévitable, toutes les fois que l'insuffisance des muscles droits internes oblige le myope à des efforts musculaires extraordinaires. — La grande importance de ce sujet nous oblige donc à entrer dans quelques détails sur les symptômes de l'insuffisance des muscles droits internes, et sur le diagnostic de cette affection (*asthénopie musculaire*) (1).

Toutes les fois qu'une personne chez laquelle nous avons constaté une acuité normale de la vision, se plaint de ne pas pouvoir lire ou écrire longtemps sans fatigue, nous devons en accuser le manque d'énergie de sa vision. Ce défaut d'énergie peut dépendre soit d'une faiblesse de l'accommodation (*asthénopie accommodative*, voyez ce chapitre, p. 87), soit d'une insuffisance des muscles droits internes (*asthénopie musculaire*); soit enfin d'une hyperesthésie de la rétine (*asthénopie rétinienne*). Souvent aussi on rencontre dans le même œil l'une et l'autre de ces anomalies. Nous avons exposé dans le chapitre consacré à l'asthénopie accommodative, tous les symptômes de cette affection, et nous avons expliqué pourquoi elle disparaît par l'usage des verres convexes.

L'asténopie rétinienne est surtout caractérisée par un certain degré de photophobie; l'éclat du jour, la couleur blanche du papier, l'aspect d'objets multicolores ou

---

(1) L'insuffisance des muscles droits internes, comme une des causes de l'asthénopie oculaire, a été reconnue par M. de Graefe, qui, le premier aussi, a établi son diagnostic, démontré son importance pathologique et indiqué les moyens thérapeutiques pour la combattre (voy. *Arch. für Ophthalmologie*, vol. VIII, t. II, p. 314).

brillants sont autant de causes d'éblouissement pour des yeux atteints de cette affection. Les malades sont obligés d'abaisser souvent leurs paupières, ils clignent fréquemment des yeux et éprouvent des sensations désagréables qu'ils comparent quelquefois à des coups d'épingles. Le traitement de cette asthénopie demande beaucoup d'attention de la part du médecin et beaucoup de patience de la part du malade qui s'attend généralement à une guérison plus rapide que nous ne la pouvons obtenir. Une médication basée sur des indications générales est presque toujours indispensable, et l'usage du fer, du lactate de zinc, de l'hydrothérapie doit souvent être prolongé pendant longtemps. Les frictions d'une pommade morphinée sur le front, les injections sous-cutanées du chlorhydrate de morphine à la tempe et les instillations de quelques gouttes d'un collyre laudanisé rendent aussi parfois de bons services. Il est surtout nécessaire d'abriter ces yeux si irritables par des verres bleus, qu'il faut choisir d'abord d'une nuance très-foncée et changer contre d'autres plus clairs, à mesure que l'hyperesthésie de la rétine diminue.

Les malades qui sont atteints d'asthénopie musculaire, se plaignent généralement que lorsqu'ils ont lu ou écrit pendant quelque temps, les lettres se brouillent, paraissent plus larges ou doubles, que les pages du livre se croisent et se dédoublent également, qu'il en résulte pour eux une certaine fatigue et la nécessité de cesser la lecture. Ce travail est accompagné de tension dans les yeux et de douleurs sus-orbitaires qui surviennent aussitôt que cette occupation dure pendant quelque temps. Lorsqu'on veut savoir si ces symptômes d'asthénopie tiennent à une insuffisance des muscles droits internes, on fera bien de rechercher jusqu'à quelle distance des yeux la convergence peut s'effectuer. Dans ce but, on fait fixer son doigt au malade à la distance de 12 à 15 pouces, distance à laquelle les deux yeux convergent encore facilement. Si l'on rapproche alors graduellement le doigt, les yeux le suivent jusqu'à une certaine distance, puis arrêtent leur mouvement de convergence, et l'un d'eux finit par se dévier en dehors après quelques oscillations dues aux efforts que fait le muscle droit interne pour maintenir la convergence. Si l'on place dès l'abord le doigt tout près des yeux, on voit la divergence s'établir d'emblée. Si l'on couvre un des yeux de la main, et qu'on fasse fixer à l'autre un objet rapproché, on voit que l'œil placé sous la main prend une position divergente, et en faisant fixer l'objet alternativement par un œil, puis par l'autre, on se rend compte du mouvement de redressement que les yeux exécutent pour se diriger vers l'objet.

Pour diagnostiquer avec plus de précision encore l'insuffisance musculaire et pour en reconnaître le degré, on se sert de verres prismatiques. Ceux-ci, en détruisant la vision binoculaire simple, rendent à tout œil la liberté de suivre, quant à sa position, la disposition naturelle des muscles; c'est-à-dire que tandis qu'ordinairement les besoins de la vision obligent les yeux à se placer, parfois même contre la tendance des forces musculaires, de manière que l'image du même objet se forme sur les deux taches jaunes, cette nécessité cesse d'agir aussitôt que la vision binoculaire simple n'existe plus, et dès ce moment chaque œil prend la direction qui résulte de la force relative de ses muscles. Si donc nous plaçons devant notre œil droit un prisme à base tournée en haut ou en bas, et que nous regardions avec nos deux yeux à la distance de 8 à 10 pouces une ligne droite avec un point au milieu (fig. 47), dessinés (1) sur une feuille de papier, nous verrons deux points situés l'un au-dessus de l'autre. Si ces deux points se trouvent dans

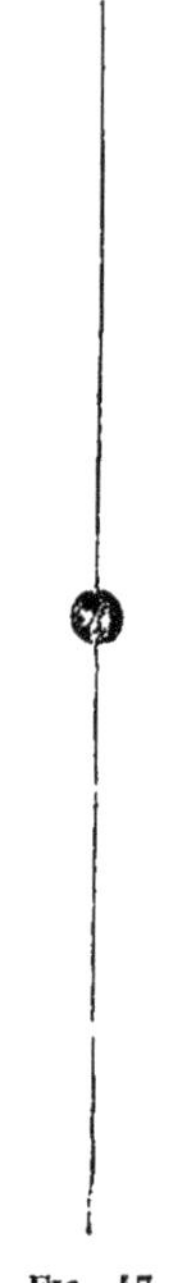

FIG. 47.

la même verticale, nous devons en conclure que l'équilibre des forces musculaires est la même dans nos deux yeux. Mais si nous répétons la même expérience sur

______

(1) Il est important que la ligne soit très-fine pour que l'attention se porte de préférence sur le point.

des yeux atteints d'insuffisance musculaire, les deux points ne seront plus exactement superposés, l'un d'eux aura éprouvé une déviation latérale. Ainsi lorsqu'on place un prisme à base en haut devant l'œil droit d'un individu atteint d'insuffisance musculaire, il verra le point inférieur à gauche ; en d'autres termes, il se produira une diplopie croisée, résultat de la divergence dans laquelle tombera l'œil dont le muscle droit interne est relativement trop faible, dès que par l'effet du prisme la vision binoculaire simple sera détruite. La distance latérale des deux images nous indique le degré de l'insuffisance.

Cependant il existe un moyen plus exact de mesurer ce degré, c'est de rechercher le verre prismatique qui, placé devant l'œil avec sa base en dedans, ramène les deux points sur la même ligne verticale. Dans la pratique, on place le second prisme (celui à base en dedans) devant l'œil qui n'est pas armé du prisme à base en haut : l'effet est le même ; ce dont il s'agit, c'est de ramener l'image de l'œil droit exactement au-dessous de celle de l'œil gauche, de superposer les deux images ; que ce soit la droite qui marche vers la gauche ou la gauche vers la droite, la distance à parcourir sera toujours la même, et il faudra toujours le même prisme pour arriver à ce résultat. Aussitôt que l'on a trouvé le prisme qui exprime le degré de l'insuffisance, on connaît aussi le verre prismatique que l'on pourra donner au malade pour rétablir sa vision binoculaire simple. Nous reviendrons à ce dernier sujet à propos du traitement de l'asthénopie musculaire.

L'insuffisance des muscles droits internes, nous le

répétons, amène des dangers sérieux pour l'œil myope. En effet, elle oblige le malade à de grands efforts pour conserver la convergence de ses deux yeux. Ces efforts favorisent la congestion et l'augmentation de la pression intra-oculaire, deux circonstances qui, comme nous l'avons déjà dit et expliqué plus haut, sont excessivement fâcheuses pour les myopes. L'asthénopie musculaire contribue donc à la formation et à l'agrandissement du staphylôme postérieur, c'est-à-dire à la marche progressive de la myopie. Ce danger de l'insuffisance musculaire est naturellement écarté aussitôt que le strabisme divergent est définitivement établi, parce que la vision binoculaire cesse alors et avec elle tous les efforts de convergence.

Quant au *traitement* de l'asthénopie musculaire, il repose sur l'emploi des verres prismatiques comme palliatif, sur le rétablissement de l'équilibre musculaire par la ténotomie, enfin sur l'usage des verres concaves seuls, ou combinés avec les prismes lorsque l'asthénopie musculaire se rencontre dans les yeux myopes. Pour éviter des redites, nous donnerons tous les détails de ce traitement dans la leçon suivante destinée au traitement de la myopie en général.

NEUVIÈME LEÇON.

TRAITEMENT DE LA MYOPIE ET DE SES COMPLICATIONS. — LUNETTES.

Diverses tentatives ont été faites pour la *cure radicale* de la myopie, laquelle reste cependant encore un désidératum de l'art, malgré tous ces essais que nous allons énumérer sans trop nous y arrêter. On a essayé de comprimer l'œil pour arriver à l'aplatir, à raccourcir son diamètre antéro-postérieur ; mais on comprend sans autres explications que si un bandage compressif peut, dans certaines conditions, arrêter le développement d'un staphylôme de la cornée, il doit cependant rester toujours impuissant contre le staphylôme postérieur. — Les ténotomies pratiquées également dans l'idée d'aplatir le globe oculaire, n'ont pas réussi davantage à guérir la myopie. Cependant nous verrons plus loin que l'emploi rationnel de cette opération devient, dans les cas d'asthénopie musculaire, un moyen important, sinon de guérir la myopie, du moins d'arrêter sa marche progressive. — Un troisième moyen prétendu curatif, qui a été quelque temps à l'ordre du jour, c'est la paracentèse de la chambre antérieure dans l'idée d'obtenir ainsi un aplatissement de la cornée ; mais ce but ne peut pas être atteint par cette opération, qui d'ailleurs n'est pas sans dangers lorsqu'on la répète souvent. — Hancock et ses imitateurs préconisent comme traitement curatif de la myopie le débridement oculaire ou la myotomie interne ; ils veulent par cette opération sectionner le muscle de l'accommodation et guérir ainsi la myopie. Cependant on est en droit de se demander à quoi peut servir ce débridement lorsque la myopie résulte d'un staphylôme postérieur. L'idée d'agir par cette opération sur la courbure du cristallin n'est pas plus acceptable ; puis il est bien démontré que la myopie, en dehors des rares cas de spasmes accommodatifs, n'est pas due à une contracture du muscle ciliaire qui rendrait le cristallin plus convexe. D'ailleurs ce muscle se compose de deux portions considérées, d'après la direction de leurs fibres et l'effet de leur action, presque comme antagonistes : sectionner ces deux portions serait donc faire une opération dont les résultats seraient neutralisés par l'opération elle-même. — On a aussi extrait le cristallin pour guérir la myopie : sans parler du danger qu'il y a à extraire un cristallin transparent d'un œil myope, nous devons faire remarquer que l'accommodation est perdue en même temps que le cristallin, perte irrémédiable que les lunettes ne font assurément pas oublier. — Tous ces essais n'ont donc pas grande valeur, ni pour guérir la myopie, ni même pour empêcher le développement progressif du staphylôme postérieur. Un autre moyen qu'on a proposé pour arrêter les progrès de la myopie, c'est l'emploi, pour lire et pour écrire, d'un pupitre spécial dont le myope ne peut s'approcher qu'à une distance voulue, distance que l'on augmente progressivement, sous prétexte d'*allonger la vue* du myope ; mais les espérances fondées sur ce moyen ne se sont nullement réalisées.

Un traitement rationnel de la myopie doit répondre aux quatre indications suivantes :

1° Empêcher les progrès de la myopie et ses complications;
2° Neutraliser l'anomalie de la réfraction par des verres convenables;
3° S'opposer à l'asthénopie musculaire;
4° Traiter les complications.

Occupons-nous d'abord de la première indication : empêcher les progrès et les complications de la myopie. Nous avons vu qu'étant donné chez un individu la prédisposition à la myopie, son développement ultérieur dépend surtout de sa manière de vivre, de son genre d'occupation. Sous ce rapport, nous devons accuser surtout les congestions vers les yeux et les efforts d'accommodation comme particulièrement nuisibles aux myopes, parce qu'ils favorisent la formation du staphylôme postérieur. Nous devons nous borner à rappeler ici encore une fois que les deux circonstances qui accompagnent presque toujours les efforts d'accommodation, à savoir la *position inclinée de la tête et la forte convergence des yeux*, augmentent encore l'effet de l'accommodation, qui agit surtout par l'augmentation de la pression intra-oculaire. Ces considérations nous amènent à formuler la prescription de combattre la tendance des myopes à pencher leur tête sur leur travail, et à faire des efforts exagérés de convergence en rapprochant plus qu'il n'est nécessaire les objets qu'ils regardent. Avant tout, il importe, pour éviter la forte convergence, de choisir au myope une manière de vivre qui l'oblige à regarder plutôt de loin, et comme nous ne pouvons empêcher absolument la vue des objets rapprochés, il est utile de le mettre, par le choix de lunettes convenables, en état de pouvoir placer les objets à la distance de 15 à 16 pouces, distance pour laquelle la convergence des yeux ne doit pas inspirer de crainte. Cependant certaines conditions, que nous aurons soin d'indiquer plus loin avec les détails nécessaires, sont indispensables pour que l'on puisse donner des verres concaves aux myopes pour la vision de près. Avec ces verres, le myope est exposé à un grand danger, c'est de rapprocher les objets pour avoir des images rétiniennes plus grandes : il est alors obligé en même temps de faire des efforts d'accommodation pour ramener sur la rétine les rayons que le verre réunit en arrière, dès que l'objet est rapproché. Pour empêcher ce rapprochement et ces efforts d'accommodation, il faut avertir le myope qu'il ne doit jamais travailler avec ses lunettes à une distance plus courte que celle de 14 ou 15 pouces, et qu'il doit, pour ainsi dire, immobiliser, sa tête et son livre à la distance voulue par un moyen mécanique quelconque. Il faut, en outre, conseiller d'interrompre fréquemment le travail par quelques minutes de repos.

D'ailleurs, les verres qu'en pratique nous nous voyons obligé de prescrire dans les circonstances indiquées, sont presque toujours des verres assez faibles parce que ce n'est que dans les degrés moyens de la myopie que nous pouvons prévenir ainsi la convergence et ses dangers. Chez l'individu fortement myope, il existe presque toujours une insuffisance musculaire telle, qu'elle rend la vision binoculaire impossible à de courtes distances : il ne lit guère que d'un œil, et le strabisme divergent qui en résulte, lui est très-utile, en ce sens qu'il supprime les efforts de con-

vergence et les dangers qui s'y rattachent. L'usage des lunettes pour lire et pour écrire n'y serait d'aucun avantage.

Quant à la disposition fâcheuse qu'ont les myopes à se
pencher en avant pour rapprocher leur tête de l'objet
qu'ils veulent voir, elle est très-dangereuse. D'abord
cette position inclinée de la tête y favorise l'afflux sanguin, et, par l'augmentation de la pression intra-oculaire,
contribue à la formation de l'ectasie postérieure. D'autre
part, la congestion générale de toutes les membranes de
l'œil produit peut-être, en tout cas favorise les affections
inflammatoires que nous réunissons sous le nom de
scléro-choroïdite; la sclérotique devient alors moins
élastique et la choroïde hypérémiée a plus de tendance à
s'atrophier. Il faut démontrer au myope les dangers qu'il
court en travaillant la tête baissée, le faire lire le livre à
la main, écrire sur un pupitre; généralement, on fait
écrire les myopes debout, ce qui a peut-être quelque
importance à cause des stases viscérales qui se produisent
facilement dans la station assise et qui amènent des congestions vers la tête. Quoi qu'il en soit, le pupitre dont se
sert le myope sera établi de manière à ce que le papier sur
lequel il écrit se trouve toujours à la hauteur des yeux.

Les myopes doivent éviter toutes les autres causes qui
amènent vers la tête un afflux sanguin exagéré, tout ce
qui augmente l'action du cœur, les excès de table, l'usage
excessif du tabac, tout travail prolongé. Il faut leur conseiller, dès que la myopie paraît progressive, des interruptions fréquentes pendant qu'ils lisent ou écrivent; ils
ne devraient jamais travailler pendant plusieurs heures
consécutives sans se reposer; après un travail d'une

demi-heure, ils s'arrêteront pendant cinq ou dix minutes pour reprendre ensuite et se reposer de nouveau une demi-heure après. Les intervalles de travail seront d'autant plus courts et plus espacés que la myopie sera plus forte et que le travail sera plus attachant, c'est-à-dire exécuté sur des ouvrages plus fins. Il faut pour la même raison remédier au froid des extrémités et à la constipation, deux symptômes que l'on observe fréquemment chez les myopes.

La seconde indication que nous avons à remplir dans le traitement de la myopie, est de neutraliser l'anomalie de réfraction par des verres convenables. C'est là un des points les plus difficiles de la pratique ophthalmologique. Il n'existe pour le choix de ces verres aucune loi absolue, mais seulement des indications que nous allons grouper. Tandis que pour l'hypermétrope nous devons choisir le verre le plus fort avec lequel il voit le mieux de loin, il y aurait un grand danger à agir de la sorte pour le myope ; on s'exposerait infailliblement à lui donner des verres trop forts, et l'on ne s'apercevrait que trop tard des ravages causés par cet emploi mal entendu. Pour le myope, il faut choisir *le verre le plus faible avec lequel il voit le mieux ;* un verre plus fort, nous ne saurions trop le répéter, est des plus dangereux parce qu'il provoque justement ce que nous tenons le plus à éviter chez le myope, à savoir les efforts d'accommodation. — Il semble que toute notre tâche consiste à choisir le verre concave qui neutralise le défaut de réfraction du myope ; on devrait croire que l'œil myope armé du verre concave approprié,

est devenu un œil emmétrope, mais il n'en est point
ainsi. En effet, en neutralisant complétement la myopie,
nous transportons, il est vrai, le point le plus éloigné de
la vision distincte à la distance où il se trouve pour l'œil
emmétrope, mais il n'existe pas moins de grandes différences au point de vue de l'accommodation relative, et,
malgré l'emploi des verres, l'acuité de la vision reste
généralement défectueuse.

Il y a cependant des cas où l'on peut neutraliser complétement la myopie. D'abord lorsque le myope ne se
servira de ses verres que pour regarder de loin, à une
distance où son accommodation est complétement au
repos. Il faut seulement l'avertir en même temps du
danger qu'il court s'il fait usage de ces verres pour
voir de plus près, quand l'accommodation intervient.
On peut encore neutraliser complétement la myopie par
le verre concave correcteur toutes les fois que le défaut
de réfraction est relativement faible, l'accommodation
normale et l'œil sain; dans ces cas, il n'y a pas le moindre danger à craindre, même si le myope s'en sert continuellement. Donders est d'avis que l'usage des verres
est, dans ces conditions, un des moyens les plus sûrs
d'empêcher la myopie de faire des progrès; il conseille
de les faire porter même pour lire et écrire parce qu'ils
rendent emmétrope l'œil myope. On agira par exemple
de la sorte lorsqu'on aura constaté une accommodation
1/4, une myopie 1/16, et une acuité de vision absolument normale. Dans ce cas, le verre concave n° 16 permettra au myope de voir de loin, et son accommodation
lui donnera la faculté de voir jusqu'à 4 pouces; il sera

dans les conditions d'un emmétrope. Ces mêmes verres peuvent servir jusqu'à l'âge où l'accommodation faiblit d'une manière sensible ; vers quarante ou cinquante ans, on fera changer ces verres contre d'autres plus faibles ; à un âge plus avancé encore, le myope travaillera sans lunettes et ce n'est que pour voir de loin qu'il fera encore usage des verres concaves correspondants au degré de sa myopie.

Au moment de la puberté, à une époque où tous les myopes ont les yeux quelque peu irritables, tout en laissant les verres appropriés pour la vue de près comme pour celle de loin, on fera observer au myope toutes les règles hygiéniques que nous avons tracées. Si malgré cela la myopie fait des progrès, s'il existe des causes de congestion vers la tête que l'hygiène est impuissante à combattre, ou si par exemple le myope ne peut vaincre, malgré l'emploi des verres, sa tendance à rapprocher les objets plus qu'il n'est nécessaire, ou à pencher sa tête sur le travail, on supprimera les verres pour la vue de près.

Abstraction faite des cas que nous avons indiqués, et dans lesquels on peut neutraliser complétement la myopie, à savoir quand l'œil est sain, la myopie faible et l'accommodation forte, le choix des verres pour les myopes dépend surtout du degré de la myopie, de la force d'accommodation, de l'acuité visuelle et de l'occupation du myope.

Dans les cas de myopie faible (1/48 — 1/18), le besoin de porter des verres ne se fait pas sentir ; dans les degrés moyens, si la force visuelle est normale, on agira d'après les règles que nous venons d'indiquer ; enfin, aux personnes atteintes de myopie forte, on peut donner des verres forts pour les faire voir de loin, mais il faut bien se garder de leur en donner pour lire. Ces verres forts rapetissent beaucoup l'image des objets, des lettres par exemple, et le myope, pour les distinguer nettement, serait obligé de rapprocher le livre très-près de ses yeux, ce qu'il ne peut faire sans efforts excessifs de convergence et d'accommodation. Que faire dans ce cas? Lorsque l'acuité de la vision a déjà considérablement souffert, comme cela arrive presque toujours dans les cas de myopie forte et progressive avec staphylôme postérieur, il faut défendre l'usage des verres pour la vue de près, et, de plus, toute application à la lecture et aux travaux sur des objets fins. Ceci est souvent indispensable si l'on veut éviter les progrès et les complications pernicieuses de la myopie et de l'amblyopie qui l'accompagne; tout au plus, peut-on adoucir un peu cette défense rigoureuse dans les cas où l'insuffisance des muscles droits internes est telle que le myope ne travaille que d'un œil; on peut lui permettre alors de lire un peu sans lunettes et avec les précautions ordinaires, parce que les efforts de convergence du moins, ne sont alors pas à craindre. — Lorsque dans les cas de myopie forte l'acuité de vision est encore normale et qu'il n'existe pas d'altérations au fond de l'œil, Donders conseille de donner à ces myopes des verres concaves qui leur permettent de travailler à 12, 14 ou 16 pouces. Cette distance dépend de la grandeur des objets sur lesquels ils travaillent. Les verres dans ce cas sont donc naturellement beaucoup plus faibles que ceux nécessaires pour neutraliser complétement la myopie. On calcule ce verre facilement en déduisant du chiffre qui indique le degré de la myopie, celui de la distance. A un individu atteint de myopie 1/6, par exemple, qui aurait besoin d'un verre concave n° 6 pour voir de loin, on donnerait, si l'on veut le faire travailler à 12 pouces, un verre concave n° 12 (1/6 — 1/12 = 1/12); s'il doit travailler à 8 pouces, on lui indiquera le verre n° 24 (1/6 — 1/8 = 1/24), en prenant garde qu'il ne rapproche pas le livre plus près que 12 ou 8 pouces.

On ne saurait nier ce qu'il y a d'avantageux dans cet emploi des verres qui ne corrigent qu'imparfaitement la myopie; en effet, ils mettent le myope en état de s'occuper à lire et à écrire à une distance plus favorable pour la convergence de ses yeux et pour la position de sa tête. Mais d'autre part l'emploi de ces verres amène un très-grand danger lorsque le myope qui s'en sert, rapproche, en lisant, le livre plus près de ses yeux que la distance prescrite. Les efforts d'accommodation s'augmentent alors de la nécessité de vaincre la force dispersive du verre concave, en même temps que les yeux sont obligés de converger davantage, ce que l'on voulait justement éviter. Nous verrons en ce cas le staphylôme se développer de plus en plus et par conséquent la myopie suivre une marche progressive.

Ce danger est surtout imminent et presque inévitable lorsque la force visuelle est diminuée, et nous savons qu'elle l'est presque toujours dans les plus forts degrés de la myopie. Si l'on donne, dans ces cas, des verres forts pour la vision des objets rapprochés, ces derniers, surtout les caractères d'imprimerie, paraissent beaucoup plus petits et le malade est obligé de les rapprocher très-près de ses yeux pour obtenir de grandes images rétiniennes qui lui permettent une vision nette et facile. Ce rapprochement du livre amènera les efforts de convergence et d'accommodation nuisibles à tout œil myope et qui, dans les cas en question, contribueront à développer les altérations pathologiques, cause de l'amblyopie constatée. Pour ces raisons, M. de Graefe conseille de ne jamais donner de verres concaves pour lire et pour écrire, ou de n'en donner que d'excessivement faibles, aux personnes atteintes de myopie forte et qui ne possèdent plus une force visuelle normale. L'usage des verres concaves, dans ces cas, est encore plus admissible lorsqu'à la suite de l'insuffisance musculaire, la vision binoculaire et par conséquent les efforts de convergence sont devenus impossibles. Mais alors même on doit les choisir avec de grandes précautions, et l'on ne donnera que des verres concaves faibles qui, sans neutraliser complétement la myopie, peuvent cependant *aider* la vision du myope. D'ailleurs on indiquera à celui-ci la distance à laquelle il doit travailler, on lui interdira de rapprocher les objets, par conséquent de se livrer à des travaux minutieux ; et lorsque la faiblesse de la vision est très-forte et accompagnée de symptômes inflammatoires, on lui prescrira même un repos absolu des yeux.

On peut d'ailleurs donner un verre relativement plus fort à un myope jeune qui jouit encore de toute sa force accommodative et changer ces verres contre d'autres plus faibles à mesure que son accommodation s'affaiblit. Si l'on néglige cette dernière précaution, il arrivera qu'un

myope qui, dans sa jeunesse, voyait parfaitement de loin
avec le verre concave n° 10, et travaillait de près avec ce
même verre, éprouvera à l'âge de trente-cinq ans des difficultés sérieuses pour travailler encore avec ce verre et
se plaindra même des efforts qu'il doit faire pour distinguer nettement avec ces lunettes les traits des personnes
auxquelles il parle. Nous pouvons dans ce cas suivre deux
voies : conserver les verres n° 10 tant que ce numéro correspond au degré de la myopie pour la vision des objets
très-éloignés, et faire travailler ce myope sans lunettes ou
avec des verres excessivement faibles; ou bien, si le malade préfère ne se servir que d'une paire de lunettes,
lui donner des verres qui ne corrigent que très-impar-
faitement sa myopie, n° 20 par exemple, et sacrifier
quelque chose de la vue à distance, pour permettre
le travail avec ces mêmes verres sans fatigue et sans
danger.

La nature du travail auquel le myope se livre et surtout
la distance à laquelle il veut travailler influencent d'ailleurs
considérablement le choix des lunettes. S'il est vrai que
chez les personnes habituées de bonne heure à l'usage
des verres concaves, l'amplitude relative de l'accommodation est à peu près celle de l'emmétrope, il n'est pas
moins vrai que chez la plupart des myopes qui travaillent sans verres concaves et ne se servent de lunettes que
pour voir de très-loin, l'accommodation relative est telle,
qu'ils ne peuvent se servir de leurs lunettes ordinaires
pour voir de plus près. Ainsi, par exemple, un myope
a des verres concaves n° 10 pour voir de loin, mais il
lit et écrit sans lunettes. S'il veut jouer du piano, il ne

peut voir les notes sans verres, et avec ses lunettes ordinaires (concave n° 10), il les voit troubles et sent ses yeux
fatigués. Il faut dans ces cas ou dans des cas analogues
(chez les peintres, les professeurs qui parlent en s'aidant
d'un manuscrit, etc.), choisir des verres adaptés à la
distance où la personne veut voir distinctement. Chez la
personne atteinte de myopie $1/10$, qui veut lire les notes
à 20 pouces de distance, il faudrait donner un verre
concave n° 20 ($1/10 - 1/20 = 1/20$); au peintre dont
la myopie est neutralisée complétement par un verre
n° 8, s'il veut peindre à 20 pouces de distance, on donnera pour cela un verre concave n° 14 ($1/8 - 1/20 =
1/13 \ ^{1/3}$), et comme il a besoin de s'écarter par moment
de sa toile pour mieux juger de l'effet, on lui conseillera
de placer alors devant ses lunettes un lorgnon avec des
verres concaves n° 30.

Lorsque le myope devient plus âgé, sa force visuelle
et son accommodation s'affaiblissent toutes deux : il faut
alors tenir rigoureusement compte des considérations qui
précèdent. Cependant il ne faudrait pas oublier, lorsqu'il
s'agit de myopes très-âgés déjà, que, si en choisissant des
verres pour un jeune homme nous songions surtout à
conserver une vision normale et à empêcher les progrès
de la myopie, et que pour cela nous dirigions le jeune
myope presque dans le choix de sa profession, chez le
vieillard nous cherchons surtout à améliorer sa vision
pour le moment présent. Nous n'avons plus à songer à
l'avenir, et si la force visuelle est amoindrie, nous donnons
des verres qui permettent la lecture ou d'autres occupations préférées à la distance nécessaire. Dans les cas de

myopie moyenne, il pourra très-bien arriver que si l'on veut rendre possible la lecture à une personne âgée et atteinte d'une diminution considérable de l'acuité visuelle, on ne puisse obtenir ce résultat que par des verres convexes qui permettront de rapprocher le livre jusqu'à quelques pouces des yeux. Seulement, comme il est très-désagréable de regarder de loin avec un verre convexe, surtout quand on est myope, que cela produit des maux de tête et même des étourdissements s'accompagnant de mal au cœur, il faut placer dans ces cas les verres convexes dans des montures particulières et assez basses pour que les verres ne servent que lorsque celui qui en fait usage baisse quelque peu les yeux et qu'il puisse, en les levant, regarder facilement au-dessus des lunettes. De plus, on donne à ces myopes des verres concaves pour les faire voir de loin.

Il y a des myopes dont la force visuelle est tellement affaiblie, qu'ils ne peuvent voir de loin qu'avec une lorgnette de théâtre. D'autres ne voient les objets éloignés qu'à travers une fente sténopéique qui ne laisse libre que la portion centrale du verre concave.

En général, on préfère pour les myopes l'usage des verres légèrement bleuâtres pour empêcher l'éblouissement que cause la dépigmentation de la choroïde.

La troisième indication que nous avons à remplir dans le traitement de la myopie est de *corriger l'insuffisance des muscles internes :* cette insuffisance est dangereuse, nous en avons déjà expliqué les motifs, par l'asthénopie musculaire et par les efforts que font les muscles pour y remédier. L'asthénopie musculaire se montre fréquemment aussi chez d'autres sujets non myopes, mais elle n'y a pas les mêmes conséquences fâcheuses; partout où elle existe, elle empêche un travail prolongé à de courtes distances de l'œil; mais ce n'est que dans l'œil myope où les efforts musculaires, provoqués par l'insuffisance des muscles droits internes, entretiennent la marche progressive de la myopie et amènent les complications si funestes à la force visuelle. Si donc il est nécessaire de combattre chez tous les malades l'asthénopie musculaire parce qu'elle les prive du libre usage de leurs yeux, c'est un devoir impérieux, lorsqu'il s'agit des myopes chez lesquels la guérison de cette asthénopie est la condition indispensable d'un arrêt dans la marche progressive de la myopie et de l'amblyopie qui l'accompagne.

Toutes les fois donc qu'un malade accuse les symptômes que nous avons exposés plus haut avec détail, qu'il se plaint d'un sentiment désagréable de fatigue et de tension dans les yeux qui l'empêche de lire ou d'écrire; lorsqu'il s'aperçoit que les lettres se dissocient (diplopie larvée), se superposent; lorsque les lignes, les pages du livre lui semblent chevaucher les unes sur les autres, il faut rechercher avec soin l'existence de l'insuffisance des muscles droits internes, qui en est la cause. Il n'est certes pas difficile d'en reconnaître les degrés très-prononcés, car il suffit pour cela de rapprocher successivement la pointe du doigt des yeux du malade dont on verra bientôt l'un ou l'autre se dévier en dehors (voy. p. 148); mais dans les degrés très-faibles, il est indispensable d'employer le verre prismatique pour le diagnostic de cette anomalie.

— Quand on a ainsi reconnu (d'après la méthode indiquée page 149) son existence, son degré et la distance à laquelle la faiblesse des muscles droits internes commence à se faire sentir, il faut s'occuper d'y remédier.

Dans certains cas de myopie, et au début de l'affection, les symptômes de l'asthénopie peuvent être écartés par l'usage des verres concaves qui, en permettant d'éloigner le livre à une plus grande distance des yeux, n'exigent plus des efforts de convergence aussi considérables. Si par exemple le myope est obligé de converger pour 6 pouces et qu'on reporte son point de fixation à 12 ou 14 pouces au moyen de verres concaves, ses muscles droits internes seront obligés à moins de contractions. Cependant on ne peut se servir de ce moyen dans beaucoup de cas, car l'emploi des verres devra toujours rester subordonné aux conditions que nous avons énoncées en traitant du choix des verres chez le myope.

Dans les cas où les verres concaves sont admissibles et nécessaires pour combattre les symptômes d'asthénopie, nous pouvons augmenter leur effet, si cela paraît nécessaire, et venir en aide aux contractions des muscles en changeant la distance des deux verres de lunettes, en *décentrant* ces verres. Lorsqu'on regarde un verre concave, on voit qu'il peut être considéré comme se composant de deux prismes opposés par leur angle, de sorte que la portion externe du verre a la forme d'un prisme dont la base serait du côté de la tempe, la portion interne, celle d'un prisme dont la base serait du côté du nez. Or dans l'insuffisance des droits internes, un des yeux se dévie, à un certain moment du travail, en dehors, et porte, par cette rotation, la tache jaune de la rétine un peu trop en dedans, de sorte qu'il ne se forme plus la même image sur les taches jaunes des deux yeux, condition contraire à la vision binoculaire simple. Pour remédier à ceci, si nous ne sommes pas en état de faire revenir le globe oculaire dans sa position normale, nous pouvons en tout cas, à l'aide d'un verre prismatique, faire dévier les rayons lumineux vers le côté nasal de la rétine, de façon que l'image rétinienne de l'objet regardé se forme

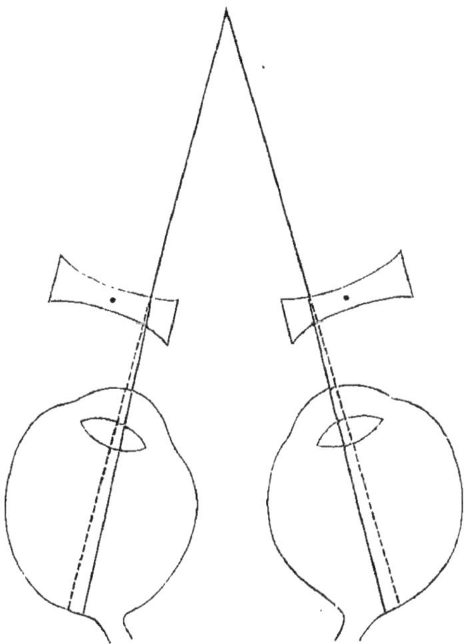

Fig. 48. — Position des verres concaves décentrés, et leur action sur la marche des rayons lumineux.

plus en dedans, à l'endroit où se trouve la tache jaune. Un prisme qui veut produire cet effet doit naturellement être placé devant l'œil avec sa base tournée du côté du nez, et comme nous avons vu plus haut que la portion interne du verre concave a un effet analogue, on peut en profiter en écartant les verres concaves l'un de l'autre, c'est-à-dire en reportant leur centre en dehors de la ligne visuelle (décentrer les verres, voy. fig. 48).

Lorsque nous voulons, dans des conditions analogues, empêcher l'asthénopie musculaire chez un individu hypermétrope qui fait usage des verres convexes, il faudra faire décentrer ces verres en dedans, c'est-à-dire rapprocher ces verres l'un de l'autre de sorte que la ligne visuelle passe par la portion externe du verre qui ressemble à un prisme dont la base serait du côté du nez (voy. fig. 49).

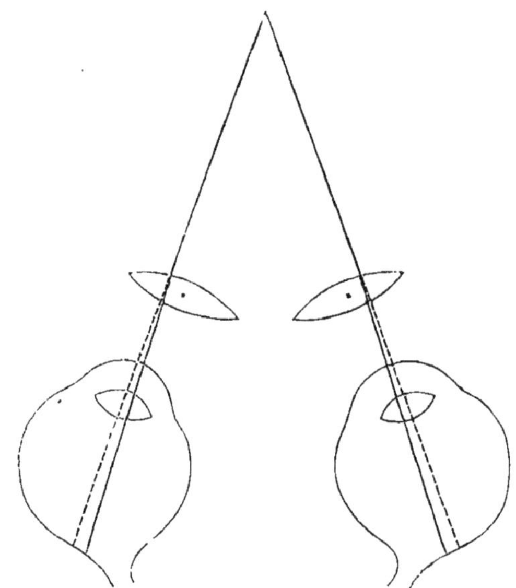

FIG. 49. — Position des verres convexes décentrés et leur action sur la marche des rayons lumineux.

Cependant l'effet prismatique des verres décentrés est

toujours assez faible, et nous pouvons seulement espérer par leur usage empêcher la fatigue provenant d'une convergence trop prolongée. Lorsqu'il existe déjà de l'asthénopie musculaire, nous préférons, pour le travail, l'emploi direct dés *verres prismatiques*, soit seuls, soit combinés avec des verres concaves. Le prisme à base interne, nous venons de l'expliquer, neutralise par la déviation des rayons lumineux l'effet de la divergence oculaire qui résulte de la faiblesse des muscles droits internes. En même temps, il soulage aussi le travail des muscles adducteurs et empêche ainsi la reproduction de l'asthénopie. — Comment trouve-t-on le degré dù prisme à employer, et quel est l'usage qu'il faut en faire? Le verre prismatique, pour produire l'effet voulu, doit autant que possible neutraliser le degré de l'insuffisance pour la distance à laquelle le malade lit ou écrit. C'est à cette distance que nous l'avons mesuré d'après la manière indiquée plus haut (voy. p. 149), et nous avons donc à prescrire autant que possible le prisme qui, lors de notre examen, a corrigé exactement l'insuffisance musculaire. Lorsqu'on aura trouvé, par exemple, qu'il faut un prisme de 10 degrés pour ramener l'image rétinienne sur la tache jaune de l'œil dévié (insuffisance $=$ 10 degrés), il faudrait prescrire au malade de travailler avec des lunettes, ayant d'un côté un verre plan et de l'autre un prisme de 10 degrés à base en dedans. Cependant les prismes à hauts degrés placés devant un œil, gênent la vision par leur pouvoir dispersif, par les reflets qu'ils produisent, et par le changement de forme qu'ils amènent dans les contours et les surfaces des objets. Nous éviterons par conséquent de placer le prisme correcteur devant un seul œil, nous le dédoublerons plutôt, en donnant pour chaque côté un verre prismatique qui corrige la moitié de l'insuffisance. Dans l'exemple choisi tout à l'heure, nous prescrirons donc des lunettes à verres prismatiques de 5 degrés chacun avec leur base tournée en dedans.

Lorsque nous rencontrons l'insuffisance musculaire chez les myopes, on peut souvent combiner les verres prismatiques avec les verres concaves, pourvu que les conditions dans lesquelles seules l'usage des verres concaves pour le travail est permis aux myopes, ne fassent pas défaut. Soit, par exemple, le degré de la myopie 1/8, l'insuffisance à 8 pouces de 10 degrés et à 12 pouces seulement de 6 degrés, on corrigera la myopie pour 12 pouces avec un verre concave n° 24 (1/8 — 1/12 = 1/24), puis on combine de chaque côté avec ces verres n° 24 un prisme de 3 degrés, ce qu'on exprime par la formule :

— 24 ⌒ pr. 3 degrés de chaque côté avec la base en dedans.

Ces verres prismatiques aident ainsi au travail des muscles droits internes, et diminuent les efforts de convergence qui sont si funestes aux myopes.

Nous sommes obligé d'avouer que les moyens indiqués jusqu'ici sont plutôt des palliatifs contre l'asthénopie musculaire que des moyens destinés à rétablir l'équilibre musculaire dérangé par la faiblesse relative des droits internes. C'est de ces derniers moyens que nous allons nous occuper maintenant. — Nous trouvons ici en premier lieu des exercices destinés à fortifier les muscles droits internes par l'usage de *verres prismatiques faibles à base en dehors pour la vue à distance*. L'emploi des prismes dans ces conditions nécessite une légère contraction des droits internes que l'on espère ainsi fortifier peu à peu. Ce traitement est très-long et ne peut donner des résultats satisfaisants que dans les cas où l'insuffisance est assez faible; il ne paraît même pas sans danger chez les myopes (pour lesquels on combine les verres prismatiques, avec les verres concaves), où nous voulons justement éviter les tensions musculaires. — Enfin le dernier moyen pour remédier à l'insuffisance des muscles droits internes, c'est de venir en aide à leur faiblesse en diminuant, pour ainsi dire, le fardeau de leur travail, c'est-à-dire en affaiblissant l'action de leurs muscles antagonistes. Nous obtenons ce résultat par la ténotomie du muscle droit externe dont l'insertion scléroticale est ainsi éloignée du bord de la cornée. Ce déplacement en arrière affaiblit l'action du muscle sur la rotation du globe oculaire en dehors, et facilite le travail de son antagoniste, le droit interne. Nous pouvons ainsi rétablir l'équilibre musculaire. Il est évident que la ténotomie ne peut pas remédier à une insuffisance produite par un allongement considérable du globe oculaire dans une myopie très-forte : nous avons vu en effet que dans ces cas les efforts de convergence étaient gênés parce que le pôle postérieur de l'œil venait heurter contre la paroi externe de l'orbite.

En général, nous ne pouvons penser à la ténotomie que lorsque nous sommes sûrs qu'elle ne produira pas de strabisme convergent pour la vue à distance. Pour gagner cette conviction, il faut étudier avant l'opération la force du muscle droit externe, et opérer de façon à ce que ce muscle conserve la force nécessaire pour pouvoir facilement redresser l'œil après l'opération. Lorsqu'il existe déjà un strabisme divergent évident quand le malade regarde de loin, nous pouvons opérer sans la moindre hésitation ; dans le cas contraire, il faut étudier avec grand soin la force du muscle droit externe que l'on appelle aussi la force d'abduction de l'œil. Dans ce but, on fait fixer au malade la flamme d'une bougie placée à la distance de 10 pieds de ses yeux, et l'on recherche le prisme le plus fort qui, posé devant l'œil avec sa base du côté du nez, permet encore une vision simple. Il est évident que ce prisme exprime la force d'abduction, parce que ce n'est que par une contraction du muscle abducteur (droit externe) qu'il peut être surmonté (voy. fig. 50).

Lors donc que les yeux peuvent surmonter l'effet d'un verre prismatique dont la base est tournée en dedans, c'est-à-dire qu'ils ne voient pas les objets doubles malgré l'interposition du prisme, il existe un excès de force abductrice, une divergence de l'œil qui se trouve derrière le prisme, divergence que nous pouvons faire disparaître par la ténotomie, sans crainte de voir se produire un strabisme convergent et une diplopie homonyme pour la vision des objets éloignés. Il est évident que notre opération peut corriger l'insuffisance des droits internes d'autant plus complétement, que le prisme surmonté par l'abduction est plus fort, c'est-à-dire que la force abductrice de l'œil est plus considérable. Le prisme exprimant la force d'abduction nous indiquera

donc la limite de correction que nous sommes en droit
d'obtenir par l'opération. Cette opération, la ténotomie du
muscle droit externe, doit donc être exécutée selon les

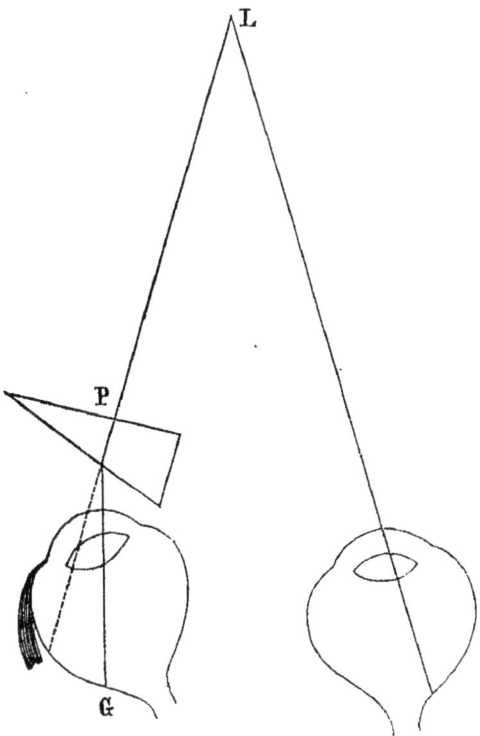

Fig. 50. — L'effet du prisme est annulé par la contraction du muscle droit externe qui fait
tourner l'œil en dehors et amène ainsi la tache jaune vers le rayon lumineux LPG.

règles établies par M. de Graefe pour l'opération du strabisme, règles qui nous permettent de produire exactement
l'effet nécessaire. Aussi ne devrons-nous jamais négliger
d'examiner le résultat immédiat de la ténotomie, qui, dans
les cas d'insuffisance, sitôt l'opération terminée, doit être
le suivant : Lorsque le malade opéré fixe à la distance de

8 pieds la flamme d'une bougie, il peut se produire une diplopie homonyme pouvant être corrigée par un prisme de 10 degrés, ce qui correspond avec une convergence de 1 millimètre à 1 millimètre et demi. Cette convergence disparaît, par suite de la cicatrisation de la plaie, dans les premières semaines qui suivent l'opération. Lorsque le malade fixe à la même distance la flamme d'une bougie pendant que cette dernière n'est plus placée exactement devant lui, mais un peu à sa droite si l'opération a été pratiquée sur l'œil gauche, ou à sa gauche si c'est l'œil droit qui a été opéré (position appelée d'*élection* par de Graefe), toute trace de convergence doit avoir disparu; de sorte que si l'on place devant un de ses yeux un prisme dont la base est tournée en haut ou en bas, les deux images que le malade perçoit, doivent se trouver exactement l'une au-dessus de l'autre. — Si ces expériences démontrent que l'effet produit par l'opération n'est pas suffisant, il est facile de l'augmenter en débridant davantage le tissu cellulaire qui arrête le mouvement en arrière du muscle opéré; lorsqu'au contraire la convergence dépasse la mesure voulue, nous devons restreindre immédiatement l'effet opératoire par une suture conjonctivale.

Dans un certain nombre de cas, nous arrivons ainsi à corriger complétement l'insuffisance des muscles droits internes et par conséquent à faire disparaître l'asthénopie musculaire et ses dangers; dans d'autres cas où la dévia-tion de l'œil pendant la vision de près est beaucoup plus grande que la divergence que nous sommes en droit de corriger par l'opération, il restera après cette dernière encore un certain degré d'insuffisance contre lequel il faudra employer des verres prismatiques ou concave-prismatiques.

Si nous résumons maintenant les moyens à opposer à l'insuffisance des muscles droits internes et à l'asthénopie qui en résulte, nous trouvons : l'emploi des verres concaves simples ou décentrés, l'usage des verres prismatiques ou concave-prismatiques, la ténotomie du muscle droit externe seule ou avec l'usage consécutif de verres. — Il résulte de tout ce que nous venons d'exposer, que l'opération est absolument interdite lorsque les yeux, en fixant un objet à 8 ou 10 pieds de distance, ne peuvent pas surmonter par divergence l'effet d'un verre prismatique même faible. — Lorsqu'aucun des moyens indiqués ne peut arriver à neutraliser l'insuffisance et à faire disparaître l'asthénopie et ses dangers, il nous reste encore à employer l'exclusion d'un des yeux de la vision pendant le travail. Si le malade ne le fait de lui-même, en fermant un œil pendant qu'il lit ou écrit, nous n'avons qu'à placer devant un des yeux un verre fortement bleu. L'œil exclu doit être exercé à part si l'on ne veut pas voir sa force visuelle diminuer petit à petit, par manque d'emploi.

La quatrième indication qui se présente à nous dans le traitement de la myopie, c'est le *traitement des complications*. Lorsque les symptômes d'irritation, dont nous avons parlé plus haut, se présentent chez les myopes, surtout pendant la période de la formation, il faut insister sur les précautions hygiéniques (voy. pages 154–157), conseiller des ablutions fréquentes avec de l'eau froide

sur le front et les yeux, combattre le froid aux pieds par
des frictions sèches, des bains locaux, de l'exercice, et
administrer, en cas de besoin, de légers dérivatifs intesti-
naux, même de simples digestifs pour empêcher les stases
intestinales qui favorisent les congestions vers la tête. En
même temps, le myope doit ménager ses yeux, et interrompre le travail au premier symptôme de fatigue ou de
douleur. Dans ces conditions, c'est souvent un devoir
pour le médecin de présenter au malade ou à sa famille
les dangers auxquels le myope s'expose s'il choisit un
état qui l'oblige à de longues études, ou qui exige une
occupation avec des objets minutieux.

Si néanmoins la myopie devient progressive et l'acuité
de la vision diminue, on emploiera une antiphlogose
énergique au moyen de la ventouse Heurteloup (1); on
répètera ces évacuations sanguines tous les huit jours
si l'effet en a été favorable : sinon on arrêtera après la
seconde application. Comme moyens adjuvants, on se sert
des ventouses sèches, des grands bains de pieds avec
friction dans une couverture de laine après le bain, des
larges sinapismes appliqués aux extrémités inférieures.
De plus, on emploie les moyens hygiéniques déjà indi-

---

(1) La ventouse Heurteloup présente ceci d'avantageux qu'elle opère une
déplétion sanguine rapide par une succion amenant un courant sanguin continu. De plus, on peut doser, pour ainsi dire, la quantité de sang à retirer.
Ces ventouses doivent toujours être appliquées le soir ; le malade reste ensuite
vingt-quatre heures dans un repos et une obscurité absolus. Si le malade
travaille, ou est impressionné par la lumière, ou encore mange abondamment,
la réaction qui suit toujours une déplétion sanguine devient trop forte et
détruit tout l'effet de la médication. Ce n'est que le deuxième ou troisième jour
que la rémission due à l'antiphlogose se fait sentir.

qués : l'eau froide, le repos absolu des yeux, l'éloignement de toutes les causes qui portent le sang à la tête.
On régularise l'influence de la lumière par des verres
bleus de nuances différentes. Sous le bénéfice de ce traitement nous pouvons nous attendre à une amélioration assez
considérable de l'état visuel, tant que l'examen opthalmo-
scopique ne nous a pas démontré l'existence d'altérations
pathologiques à l'endroit de la macula lutea. Cependant la
présence de ces altérations n'est pas une raison pour s'abstenir du traitement décrit, car nous réussissons souvent,
même dans ces cas, à prévenir les progrès ultérieurs
de l'affection et les complications plus sérieuses.

Lorsqu'il existe des opacités dans le corps vitré, provenant de la choroïdite disséminée, qui est une complication
fréquente de la myopie progressive, nous employons en
général le même traitement qui agit favorablement sur la
choroïdite, en même temps que nous prescrivons l'usage
intérieur de l'iodure de potassium et même de petites doses
de sublimé dont l'effet a été fort vanté et peut-être exagéré.
Les opacités de forme membraneuse gênent la vision très-
considérablement, et M. de Graefe (1) a proposé et exécuté
leur discision avec des résultats satisfaisants. Les lunettes
qui neutralisent la myopie et modèrent, par leur coloration
bleuâtre, la clarté de la lumière, rendent aussi plus sup-
portables les troubles visuels occasionnés par les opacités
floconneuses du corps vitré, et par les mouches volantes
qui tourmentent les malades avant que l'ophthalmoscope
nous révèle une altération des liquides intra-oculaires.

(1) Voy. *Archiv für Ophthalmologie*, vol. IX, t. II, p. 85.

Les épanchéments de sang dans le corps vitré peuvent disparaître par résorption, mais il en reste toujours des traces sous forme d'opacités, et la thérapeutique est bien impuissante à leur égard. Nous nous bornons alors à satisfaire aux indications de l'état général et aux prescriptions hygiéniques déjà nommées.

Le décollement rétinien survient parfois d'une manière foudroyante. On a essayé, le plus souvent sans résultats satisfaisants, de favoriser la résorption du liquide épanché entre la choroïde et la rétine, par les mercuriaux, les préparations iodurées, les dérivatifs et les médicaments sudorifiques. Quelquefois la vision, qui a été presque abolie subitement, s'améliore si le liquide s'abaisse et si la tache jaune redevient libre; mais si le décollement dure depuis longtemps, le rétablissement n'est plus guère possible. Une déchirure spontanée de la rétine par laquelle le liquide pénètre dans le corps vitré, avait paru agir favorablement, en ce sens qu'elle fait cesser la pression anormale du liquide épanché sur la rétine et prévient la propagation du décollement. L'observation de ce fait avait inspiré à M. Sichel l'idée d'évacuer au dehors le liquide épanché, par une ponction de la sclérotique à l'endroit du décollement rétinien. Cette opération, qui n'a pas été exécutée avec avantage, a provoqué plus tard d'autres essais opératoires d'après un autre principe : celui d'évacuer dans le corps vitré, par une incision pratiquée dans la rétine, le liquide épanché derrière cette membrane. M. de Graefe a eu l'idée de pénétrer avec une aiguille de forme particulière à travers le corps vitré, et d'aller par cette voie déchirer la rétine en l'abordant par sa face antérieure. Dans quelques cas, l'amélioration obtenue de cette manière a été très-notable, mais d'une durée variable et incertaine. L'opération en elle-même n'a pas de conséquences fâcheuses et a été souvent répétée plusieurs fois chez le même malade. On peut donc, dans des cas déterminés, essayer cette opération, et l'expérience démontrera les résultats définitifs que l'on sera en droit d'en espérer, selon que l'on se décidera à opérer les cas de décollement récent de la rétine, ou à attendre l'abolition complète de la vision. Probablement il faudra aussi tenir compte de l'étiologie du mal.

Le glaucome venant compliquer la myopie sera naturellement traité par l'iridectomie.

Pour l'opération des cataractes chez les myopes, nous avons à observer les mêmes règles que pour les cataractes en général ; seulement il est très-important de soumettre les myopes atteints plus tard de cataractes à un examen attentif au point de vue de l'état fonctionnel de leurs yeux, et cela d'autant plus soigneusement que leur myopie a été plus forte et promptement compliquée par un affaiblissement visuel. Si l'on trouve une défectuosité caractéristique du champ de vision, une mauvaise projection de la lumière, un manque de phosphènes, un ramollissement du globe oculaire, en un mot des symptômes qui indiquent la présence d'un décollement rétinien derrière la cataracte, il faut s'abstenir d'opérer ou prévenir le malade qu'il ne verrait pas, même après une opération réussie.

DIXIÈME LEÇON.

Nous nous sommes occupés jusqu'ici des anomalies de la réfraction, dues à un excès ou à un défaut de puissance réfringente de l'œil considéré dans son ensemble ; et nous avons, à cet égard, distingué les yeux myopes dans lesquels les rayons de lumière venant d'un objet éloigné se réunissent sur un point devant la rétine, des yeux hypermétropes, dans lesquels ces mêmes rayons lumineux se réunissent sur un point derrière la rétine. — Mais il se rencontre aussi des yeux dans lesquels les rayons de lumière ne se réunissent plus du tout sur un seul point, parce que la force de réfraction n'est pas égale dans tous les méridiens de l'œil ou dans les divers secteurs d'un de ces méridiens. Bien que ces méridiens traversent la même surface, leur courbure varie quelquefois considérablement, et il s'ensuit naturellement que les rayons de lumière qui pénètrent dans la direction d'un méridien plus courbe, sont réunis plus vite et font leur foyer plus près de la surface réfringente que les rayons qui pénètrent dans la direction d'un méridien dont la courbure est plus faible.

Lorsque cette asymétrie des méridiens existe dans un œil et que le méridien vertical, par exemple, est plus courbe, par conséquent d'une puissance réfringente plus grande que le méridien horizontal, les rayons de lumière émanant d'un même objet très-éloigné, ne se réuniront plus, après leur réfraction dans l'œil, sur un seul point : ceux qui pénètrent par le méridien vertical de la cornée se réuniront en avant de la rétine, tandis que les rayons lumineux traversant le méridien horizontal, feront leur foyer sur la rétine même. Dans les mêmes conditions, lorsqu'un objet se rapproche de l'œil, les rayons, passant par le méridien vertical, se réuniront juste sur la rétine ; mais les rayons qui traversent le méridien horizontal, feront alors leur foyer derrière la rétine.

Cette différence dans la puissance réfringente des méridiens de l'œil, constitue ce qu'on nomme l'*astigmatisme* (*ά* privatif et *στίγμα*, point) et devient la cause d'une aberration plus ou moins considérable de la lumière.

Avant d'entrer plus loin dans l'étude de l'astigmatisme, nous devons expliquer ce qu'on entend par *aberration de la lumière*. Tout point lumineux envoie un faisceau de rayons divergents qui sont dits homocentriques, comme partant d'un même centre. Lorsque ce faisceau de rayons rencontre un système réfringent à surfaces sphériques, tel que l'œil type, il est réfracté de façon à venir faire foyer sur un seul point.

Cette loi du foyer des rayons homocentriques subit en réalité quelques altérations, en ce sens que les rayons lumineux, après leur réfraction, ne se réunissent plus

exactement dans un même point, mais que les uns arrivent à la réunion, plus près de la surface réfringente que
les autres (voy. fig. 51). Il en résulte que le foyer, au

Fig. 51.

lieu d'être un point, devient une ligne (intervalle focal
de Sturm). Cette réunion irrégulière des rayons réfractés
dépend de deux causes que nous pouvons, par conséquent, considérer comme produisant les deux sortes
d'aberration de la lumière, sujet de notre étude.

La première, c'est que la lumière, la lumière solaire
par exemple, n'est pas homogène, mais composée de
couleurs différentes ; les rayons de ces diverses couleurs
n'ont probablement pas la même longueur d'ondulation,
ce qui fait que les uns rejoignent l'axe plus vite, d'autres
plus lentement ; le violet et le bleu sont le plus tôt
réunis, le rouge plus tard. Ainsi dans l'œil le foyer des
rayons violets est plus près de la rétine que celui des
rayons rouges. C'est là ce qu'on appelle *l'aberration
chromatique*. Elle existe aussi dans l'œil, et sa présence a
été prouvée par différentes expériences ; cependant l'acuité
de notre vision n'en est pas altérée d'une manière sensible (1).

____

(1) Voyez pour plus de détails à ce sujet : Helmholtz, *Optique physiologique*, paragraphes 13 et 14.

Si maintenant nous prenons une lumière homogène, rouge par exemple, et homocentrique, nous verrons que le faisceau qui frappera une surface sphérique sera soumis à une seconde espèce d'aberration. En effet, les rayons qui passent vers le centre de la lentille sont réfractés autrement que ceux qui passent vers la périphérie, et la différence de réfraction devient d'autant plus grande que nous nous éloignons davantage de l'axe. Les rayons passant par des points situés symétriquement autour de l'axe, se réuniront ensemble en un même point de l'axe. Les rayons marginaux seront réunis plus près de la lentille que les rayons centraux. La lumière homogène et homocentrique se réunit donc en plusieurs points et non en un seul : c'est là l'*aberration de sphéricité*. Cette aberration existe dans chaque œil, et elle gênerait fort la vision si elle n'était en grande partie corrigée par la structure spéciale du cristallin, et par la présence de l'iris qui supprime les rayons marginaux.

Toute aberration, en vertu de laquelle la lumière homocentrique ne se réunit pas en un point, mais en plusieurs, peut porter le nom d'astigmatisme. Cependant on a réservé ce nom à deux aberrations dépendant de la *forme* des surfaces réfringentes de l'œil, qui ne sont pas parfaitement sphériques. Lorsque la réfraction varie dans les divers secteurs d'un même méridien, l'*astigmatisme* est appelé *irrégulier*, et c'est à lui que M. Donders attribue la polyopie monoculaire. Lorsque les méridiens principaux de l'œil n'ont pas la même force de réfraction, les rayons homocentriques ne peuvent non plus faire foyer en un seul point, et nous avons affaire à l'*astigmatisme régulier*, qui nous occupera ici en premier lieu. Cette différence peut exister entre tous les méridiens, mais elle est peu prononcée entre des méridiens voisins, et augmente graduellement à mesure que les méridiens sont plus éloignés, pour atteindre son maximum lorsque les méridiens sont perpendiculaires entre eux. Les deux méridiens qui ont la plus grande différence de réfraction — habituellement les méridiens horizontaux et verticaux — sont désignés sous le nom de *méridiens principaux*.

De même qu'il n'y a aucun œil qui ne soit ou légèrement myope, ou légèrement hypermétrope (voy. leçon II), de même aussi il n'y a pas d'œil qui ne soit atteint d'un certain degré d'astigmatisme. Mais ordinairement la différence de la puissance réfringente des divers méridiens est si faible que la vision n'en est pas gênée. L'astigmatisme ne devient pathologique que lorsqu'il amène des troubles de la vision; on ne le considère guère, de même que l'hypermétropie et la myopie, comme pathologique, qu'à partir de 1/40.

Pour qu'un œil ne possédât pas trace d'astigmatisme, il faudrait que ses surfaces réfringentes fussent parfaitement sphériques, ce qui n'a pas lieu, surtout pour la cornée dont la courbure et par conséquent la réfraction est généralement plus forte dans le méridien vertical. Il est facile de le démontrer par les expériences suivantes : Lorsqu'on regarde une ligne horizontale et une ligne verticale situées à la même distance, deux fils, par exemple, se croisant dans un même plan, il arrive le plus souvent qu'on ne voit pas nettement les deux fils en même temps. Le fil horizontal est vu distinctement à une moindre distance que la ligne verticale. Si l'on veut voir les deux fils nettement, il faut éloigner le fil vertical de l'horizontal, ou rapprocher ce dernier de l'œil, ce qui prouve qu'il existe de la myopie pour les lignes horizontales.

Pour bien comprendre la portée de cette expérience, il faudrait se rappeler ici sous quelles conditions une ligne nous apparaît nette? Cela dépend de la netteté des *bords* de la ligne : il faut pour qu'une ligne horizontale, par exemple, soit vue nettement, que les rayons qui émanent de chacun des points de la ligne et qui se meuvent dans le plan vertical, viennent faire foyer en un point sur la rétine. C'est l'inverse pour une ligne verticale : la netteté de ses bords est déterminée par les rayons qui se meuvent dans le plan horizontal. Si ces rayons ne se réunissaient pas sur un point, les bords de la ligne apparaîtraient formés par des cercles de diffusion, ils seraient confus. Les cercles de diffusion apparaissent aux *deux extrémités* de la ligne horizontale toutes les fois que les rayons traversant le méridien horizontal ne sont pas réunis exactement sur la rétine, et pour la ligne verticale, lorsque le méridien vertical a une force de réfraction trop forte ou trop faible; dans ce cas, les lignes paraîtront plus longues, mais elles seront néanmoins vues nettement. Si donc une ligne horizontale nous paraît nette à une moins grande distance qu'une ligne verticale (avec le même effort d'accommodation, bien entendu), cela prouve, que l'œil est plus réfringent dans le méridien vertical que dans le méridien horizontal.

Pour bien expliquer les conséquences de l'astigmatisme dans l'œil, donnons un deuxième exemple : lorsqu'on pratique dans une feuille de carton une petite
ouverture ronde et qu'on place le carton à contre-jour,
on voit pour une certaine distance le trou sous la forme
d'un point lumineux ; mais si, sans changer la tension
de l'accommodation, on rapproche ou éloigne le carton,
l'ouverture paraîtra ovale, alternativement dans le sens
transversal et dans le sens longitudinal. Si l'on poursuit
l'expérience, on verra que l'ouverture revêt successivement les formes indiquées dans la figure 52.

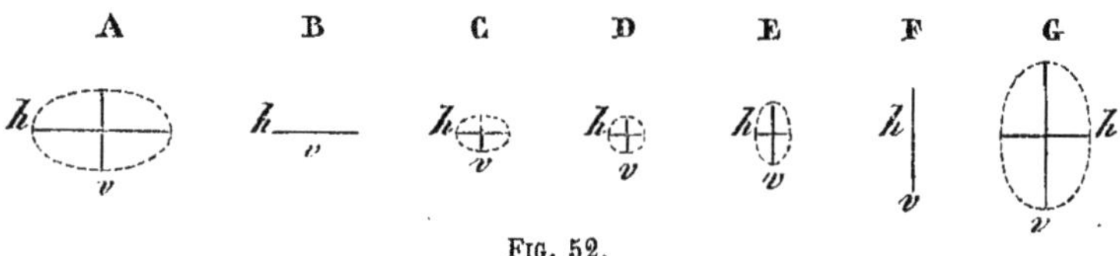

FIG. 52.

Expliquons par quelques mots cette expérience :

Dans A la distance est telle, que ni les rayons verticaux ni les rayons horizontaux ne se sont encore réunis,
mais les premiers sont plus près de leur réunion, ce qui
prouve que le méridien vertical est plus réfringent.

Dans B, lés rayons verticaux sont réunis dans un
point, l'ouverture apparaît sous forme d'une ligne trans-
versale.

Dans C, les rayons verticaux, après s'être croisés,
divergent.

Dans D et E, les relations sont les mêmes, les rayons
verticaux se sont croisés, les horizontaux s'approchent de
plus en plus de leur réunion en un point. Ils y sont arri-

vés en F et l'ouverture apparaît de nouveau comme une ligne, mais cette fois-ci verticale.

Dans G, les deux ordres de rayons, aussi bien les horizontaux que les verticaux, se sont croisés et divergent.

On voit par ces divers dessins que l'ouverture n'est vue ronde que dans une seule distance D, où les rayons verticaux divergent sous le même angle que les rayons horizontaux convergent. La distance entre les deux points où se réunissent, d'une part les rayons verticaux B, d'autre part les horizontaux F, a été appelée par Sturm *intervalle focal.* C'est juste au milieu de l'intervalle focal que l'ouverture apparaît ronde, et c'est aussi pour cette distance que l'œil astigmate s'accommode.

Le phénomène que nous venons de décrire et qui dépend de l'astigmatisme de l'œil, devient encore plus évident lorsqu'on met devant l'œil un verre convexe faible (n° 60 par exemple), et qu'on fait ensuite passer devant le même œil un verre concave plus fort (par exemple n° 30). Suivant que ce second verre est employé ou non, le point lumineux (sans changer sa distance de l'œil) apparaîtra sous forme d'une ligne tantôt verticale, tantôt horizontale ; si les passages successifs du second verre sont suffisamment rapides, l'œil pourra même percevoir une croix, à cause de la persistance des impressions sur la rétine. Le sens dans lequel le point lumineux est prolongé répond aux *méridiens principaux* de courbure des surfaces réfringentes (de la cornée). Lorsqu'on veut contrôler par une autre expérience la justesse de la direction des méridiens principaux, on n'a qu'à tourner

devant l'œil examiné un verre cylindrique très-faible
(n° 80 par exemple); on reconnaîtra alors deux positions
du verre qui agissent dans un sens opposé sur l'acuité de
la vision. Dans l'une de ces positions, celle où l'astigmatisme du verre corrige l'astigmatisme de l'œil, la vision
sera meilleure ; dans l'autre, où l'effet du verre s'ajoute
à l'astigmatisme de l'œil, la vision sera plus mauvaise. —
L'expérience démontre que ces deux méridiens dans
lesquels la réfraction est au maximum et au minimum,
sont perpendiculaires entre eux, ce qui est très-avan-
tageux, tant pour les recherches que pour la correction
de l'astigmatisme. Par contre, ce n'est presque jamais le
méridien vertical, ni l'horizontal qui sont les méridiens
principaux, mais des méridiens qui obliquent un peu dans
un sens ou dans l'autre. Cependant, pour plus de commo-
dité dans l'exposition, nous supposerons souvent que les
méridiens principaux d'un œil astigmate sont le méridien
vertical et l'horizontal.

Les *troubles fonctionnels* qui doivent résulter nécessairement d'un tel état de choses, se déduisent aisément
des explications que nous venons de donner sur les effets
optiques de l'astigmatisme. Si l'on réfléchit que nos caractères d'imprimerie se composent pour la plupart de
lignes verticales et horizontales, que les images de tous
les objets qui nous entourent résultent également de ces
lignes ou de lignes courbes, et que l'œil astigmate n'est
pas en état de reconnaître en même temps et distinctement les lignes verticales et horizontales situées dans un
même plan, ni de distinguer des formes rondes qui lui

paraîtront allongées dans un sens ou dans l'autre, si l'on réfléchit, dis-je, à l'influence que cette anomalie de réfraction doit avoir sur la forme des images rétiniennes, on peut se faire aisément une idée des troubles visuels qui résultent de l'astigmatisme. Nous ne pouvons oublier que l'astigmate n'amène jamais sur sa rétine que des images diffuses; tandis que le myope peut remédier à son défaut de réfraction en se rapprochant des objets, l'hypermétrope en se servant de son accommodation, et que l'un et l'autre peuvent amener par ces moyens, ou par l'usage de verres sphériques, des images nettes sur leur rétine, l'œil astigmate ne trouvera dans aucun de ces moyens une correction complète à son anomalie. — Le trouble visuel est surtout évident lorsque l'œil astigmate doit distinguer des lignes verticales et horizontales situées dans le même plan et très-près les unes des autres. Les cercles de diffusion qui se forment dans une direction, recouvrent les images nettes qui se produisent dans celle pour laquelle l'œil s'est accommodé, et la vision devient diffuse; voilà ce qui arrive pour la plupart des lettres capitales romaines. — Lorsqu'on veut neutraliser cette anomalie à l'aide de verres sphériques ordinaires, on peut employer successivement plusieurs verres de force différente qui amèneront une même amélioration dans la vision sans produire une acuité normale. S'il existe en effet M 1/8 dans le sens vertical, M 1/12 dans le sens horizontal, avec — 8 il y aura amélioration de la vision dans un sens, avec — 12 dans l'autre, et avec — 10 dans les deux sens, sans cependant que le défaut de réfraction soit neutralisé d'une manière complète.

Il est très-naturel que les astigmates voient mieux à travers une *fente sténopéique* (voy. p. 47). En effet, ils ne voient jamais distinctement que dans la direction d'un méridien, tandis que les rayons pénétrant dans le méridien opposé ne jettent que de la confusion dans leurs images rétiniennes. C'est là justement ce qui gêne principalement la vision, et si l'on couvre, à l'aide d'un appareil sténopéique, les parties de l'œil qui sont cause de cette confusion, la vision sera améliorée. Les astigmates eux-mêmes se servent de leurs paupières comme d'un appareil sténopéique; ils les ferment de façon à ce que l'ouverture palpébrale représente une fente, puis ils inclinent leur tête d'un côté ou de l'autre jusqu'à ce que cette fente corresponde à un des méridiens principaux. D'autres fois, ils cherchent à obtenir l'effet voulu en exerçant avec le doigt une traction sur la peau près de l'angle externe de l'œil, traction qui rétrécit la fente palpébrale et lui donne la direction reconnue par l'expérience comme la meilleure pour la netteté de la vision.

Un certain nombre d'astigmates hypermétropes prennent l'habitude de mettre les objets qu'ils veulent reconnaître, par exemple le livre dans lequel ils veulent lire, extrêmement près des yeux, se donnant ainsi l'aspect des personnes fortement myopes. Ils profitent ainsi de l'agrandissement de l'angle visuel qui (d'après l'explication donnée par M. de Graefe) augmente plus vite que le diamètre des cercles de diffusion. Lorsque leur astigmatisme est corrigé, ils préfèrent naturellement éloigner le livre.

Des lignes de même longueur, mais dirigées les unes horizontalement, les autres verticalement, paraissent à l'astigmate de longueurs différentes, et ce phénomène fausse son jugement sur la forme des objets. C'est ainsi qu'un carré a pour lui la forme d'un rectangle ; tantôt la base paraît plus longue que la hauteur, tantôt c'est l'inverse, suivant la distance à laquelle l'astigmate regarde la figure. Ceci provient de deux causes : nous avons vu précédemment qu'une ligne peut paraître nette, pourvu que ses bords soient nets, lors même que des cercles de diffusion se font dans le sens de sa longueur ; mais par là même cette ligne paraît prolongée. En effet, si l'on se rend astigmate à l'aide d'un verre cylindrique et qu'on regarde un carré, on verra que les lignes qui paraissent nettes sont les plus longues, que celles qui sont plus courtes sont confuses vers leurs bords et sont plus larges. La seconde cause provient de la différence de grandeur des images rétiniennes, dépendante elle-même de la position du *point nodal* (point où s'entrecroisent les rayons lumineux dans l'œil). Plus le point nodal est éloigné de la rétine, plus aussi l'image est grande : or il arrive que lorsqu'un œil est astigmate, le point nodal, pour les rayons qui entrent dans le méridien dont la courbure, et par conséquent la puissance réfringente, est la plus forte, est plus éloigné de la rétine que le point nodal des rayons qui pénètrent par le méridien opposé où la puissance réfringente est la plus faible. Dans ce cas, l'image rétinienne formée par ces premiers rayons, doit naturellement être plus grande et faire paraître l'objet, le carré par exemple, plus long dans ce sens que dans l'autre.

Enfin, on observe chez les astigmates un autre trouble de vision : ils voient les couleurs du prisme autrement disposées que nous ne les voyons d'ordinaire. Chez eux, l'aberration chromatique se fait sentir, ils voient au bord des objets des couleurs que nous n'y voyons pas. Helmholtz a fait des expériences très-instructives sur l'emploi des verres colorés comme moyen de diagnostic des diverses sortes d'amétropies ; mais l'examen de ces expériences nous entraînerait trop loin (1).

Il est facile de se rendre compte de tous les symptômes de l'astigmatisme que nous venons d'examiner, en expérimentant avec son œil, quand même il n'aurait pas cette anomalie de réfraction. On produit l'asymétrie des méridiens à l'aide d'un verre cylindrique que l'on place devant son œil. Nous verrons en effet plus loin, qu'un verre de ce genre est taillé de manière à ce que les rayons lumineux qui le traversent dans un sens, dans le sens horizontal par exemple, ne sont pas réfractés du tout ; tandis que les rayons qui passent dans le sens vertical subissent une réfraction plus ou moins forte, selon que l'on choisit un verre plus ou moins fort. Pour l'expérience en question, il suffit de prendre un verre cylindrique convexe ou concave 1/20°.

Passons maintenant au *diagnostic* de l'astigmatisme. Nous avons ici plusieurs points à considérer :

1° Le *trouble de vision* qu'accuse le malade *dépend-il de l'astigmatisme ?*

2° Il y a astigmatisme ; quelle est la *direction des méridiens principaux ?*

(1) Voyez, pour plus de détails, Helmholtz, *Optique physiologique*, trad. de Javal et Klein. Paris, 1867.

3° Quel est l'*état de la réfraction dans chacun des méridiens principaux*, par conséquent quelle est l'*espèce*, quel est le *degré* de l'astigmatisme existant ?

Pour résoudre ces diverses questions, on dispose de plusieurs moyens dont nous allons indiquer les plus pratiques. Disons d'abord, et ceci n'a pas besoin d'être expliqué, d'après les études qui précèdent, qu'une personne atteinte d'un astigmatisme excédant un certain degré, n'a jamais une acuité normale de la vision, et, ce qui est assez important, ce défaut de force visuelle a toujours existé. Ces malades n'ont jamais vu aussi bien que les autres personnes, ou du moins ils se sont aperçus qu'ils avaient mauvaise vue quand ils ont commencé à se servir de leurs yeux pour des travaux assidus. On place ces malades devant les échelles typographiques graduées ; on constate ainsi immédiatement de combien leur force visuelle est au-dessous de l'acuité normale, et l'on essaye si les verres convexes ou concaves améliorent leur vision. On trouve généralement, lorsqu'il s'agit d'astigmatisme, que certains verres, convexes par exemple, mais de différents numéros, améliorent la vision au même degré, mais sans la rendre absolument normale (1). Nous reconnaissons ainsi qu'il n'existe pas seulement de la myopie ou de l'hypermétropie, mais une autre complication qui empêche l'acuité de la vision d'être normale. Très-souvent, l'existence de l'astigma-

---

(1) Nous devons cependant rappeler ici que dans les degrés très-forts de myopie et d'hypermétropie, l'acuité de la vision, malgré la neutralisation complète du défaut de réfraction, reste souvent au-dessous de l'acuité normale, lors même qu'il n'y a pas d'astigmatisme.

tisme se révèle alors directement par la forme de la cornée, et M. Donders a indiqué un moyen de la constater sans autre mensuration, d'après l'image, réfléchie par la cornée, d'une croisée ou d'un autre objet carré et très-éclairé, situé vis-à-vis de l'œil examiné. Lorsque l'asymétrie de la cornée est très-sensible, ces images, au lieu d'être carrées comme les objets, sont allongées dans un sens ou dans l'autre, et la direction de cette déformation correspond naturellement à celle dans laquelle la cornée a une courbure moins forte. Mais cet examen des images réfléchies par la cornée, dont la pratique d'ailleurs exige un certain degré d'habitude, ne donne de renseignements utiles que lorsqu'il y a un fort astigmatisme de la cornée, et nous verrons plus loin que, d'une part, l'asymétrie de la cornée peut être neutralisée par une asymétrie en sens opposé des surfaces du cristallin ; d'autre part, qu'il existe des cas d'astigmatisme où la cornée est parfaitement sphérique, de sorte qu'il faut chercher le siége de l'astigmatisme ailleurs. Ces derniers faits expliquent pourquoi un œil peut très-bien être exempt d'astigmatisme, quand même la forme des images réfléchies par la cornée serait irrégulière, et, d'autre part, qu'un œil peut très-bien être astigmate malgré l'absence de toute déformation de ces images.

L'ophthalmoscope nous donne un moyen un peu plus exact pour diagnostiquer l'existence de l'astigmatisme : De même que l'astigmate ne peut voir en même temps des lignes horizontales et verticales avec une netteté égale, de même nous ne pourrons voir simultanément, en examinant à l'image droite la rétine de son œil, tous

les vaisseaux qui suivent sur cette membrane une direction horizontale et verticale. On ne voit dans ces cas,
avec une netteté parfaite, que les vaisseaux qui suivent
une direction déterminée, et il faut changer d'accommodation pour voir aussi nettement ceux qui ont la direction
opposée (Donders). — Il est peut-être plus facile encore
de diagnostiquer, à l'aide de l'ophthalmoscope, l'existence
de l'astigmatisme dans l'œil, en examinant la forme de la
papille du nerf optique. Si cette dernière est en réalité
parfaitement ronde, elle doit, dans un œil astigmate, paraître ovale (Knapp); mais il arrive souvent que la papille optique est réellement ovale, et l'astigmatisme de
l'œil se révèle plutôt dans le fait suivant : la papille du
nerf optique allongée dans un sens, lorsque nous examinons à l'image droite, subit, par l'effet de l'astigmatisme,
un allongement en sens contraire, dans l'image renversée
(Schweigger).

Il faut cependant avouer que la détermination de
l'astigmatisme à l'aide de l'ophthalmoscope, demande une
assez grande habitude dans le maniement de cet instrument, et d'ailleurs cette manière d'exploration ne donne
des renseignements précis, que lorsque le degré de l'astigmatisme est assez prononcé pour produire des changements appréciables dans la forme de la papille optique.
Parmi un grand nombre d'autres moyens qui ont été
imaginés, nous ne voulons en indiquer que deux que nous
considérons comme les plus pratiques, puisqu'ils nous
renseignent non-seulement sur l'existence de l'astigmatisme, mais en même temps sur la direction des méridiens principaux.

Quand un œil normal regarde les lignes tracées, comme
dans la figure 53, sur un carton, il les voit toutes éga-

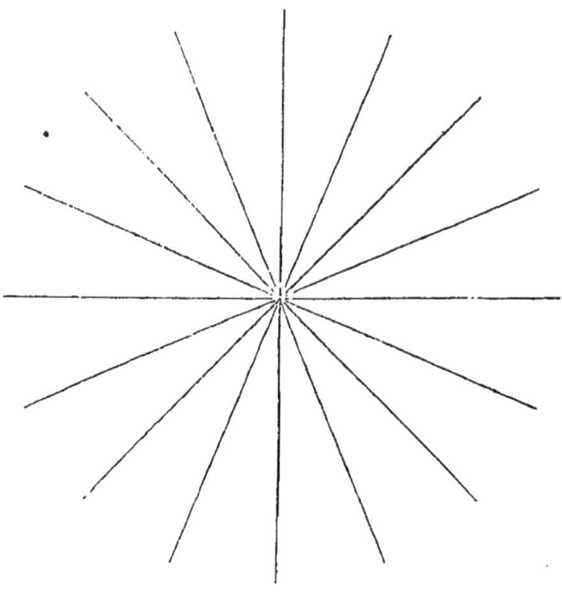

Fig. 53.

lement nettes, et si l'on rapproche le carton lentement
des limites de la vision distincte, toutes les lignes à la
fois perdent de leur netteté quand elles se trouvent en
deçà du punctum proximum, ou au delà du punctum
remotissimun. Un œil astigmate qui regarde les lignes de
la figure 53, ne les verra pas également noires à la même
distance, et verra, lorsque le carton se trouvera à une
distance suffisamment grande pour que les lignes commencent à disparaître, une seule de ces lignes rester nette
le plus longtemps; la direction de cette ligne indique en

même temps celle du méridien principal, dans lequel la puissance réfringente de l'œil est le plus faible. Il est évident que cette expérience se fait plus facilement sur des yeux myopes, chez lesquels on n'aura pas besoin d'éloigner beaucoup la figure 53, et voilà pourquoi on préfère placer devant l'œil à examiner, un verre convexe qui amène une myopie artificielle. Nous verrons plus loin de quelle manière ingénieuse M. Javal emploie cette même expérience, pour déterminer immédiatcment le degré de l'astigmatisme et le verre apte à le corriger.

Le second moyen est de faire fixer par le malade un point lumineux pareil à celui dont nous avons parlé plus haut (voy. p. 187); en plaçant devant son œil alternativement un verre concave et convexe, le point lui paraîtra allongé successivement dans deux directions perpendiculaires entre elles, et qui indiquent le maximum et le minimum de courbure de la cornée. Ces directions sont donc celles des *méridiens principaux* dont le diagnostic est ainsi fait.

Quand nous serons ainsi renseignés sur la présence de l'astigmatisme et la direction des méridiens principaux, il nous restera à rechercher l'état de réfraction de chacun de ces méridiens. Dans ce but, nous ramenons le malade devant les échelles typographiques, nous plaçons devant son œil une *lunette sténopéique* dont la fente est dirigée dans le sens d'un des deux méridiens trouvés. Si la force visuelle est normale ($S = 1$) dans cette direction, l'œil est emmétrope dans ce méridien; dans le cas contraire, on cherche à déterminer, par l'essai des verres convexes ou concaves que l'on place derrière la fente, le degré de myopie ou d'hypermétropie qui existe dans ce méridien.

C'est ainsi que l'on détermine, de la même manière et avec les mêmes précautions que nous avons indiquées pour la recherche de la myopie et de l'hypermétropie en général (voy. pages 85 et 105), l'état de la réfraction successivement dans chacun des deux méridiens principaux. Ce sera le *verre concave le plus faible* avec lequel le malade voit le mieux dans un méridien, qui représentera la myopie dans ce méridien. Par contre, le *verre convexe le plus fort* avec lequel le malade voit le mieux, indiquera le degré de l'hypermétropie. Lorsqu'on a reconnu qu'il existe de l'hypermétropie dans l'un ou dans l'autre des méridiens, on est exposé à commettre une erreur dans la détermination du degré d'hypermétropie, parce que le malade en cache facilement une partie par ses efforts d'accommodation. Il est donc de toute nécessité, pour arriver à une détermination exacte de l'astigmatisme hypermétropique, de paralyser préalablement, surtout chez des individus jeunes, les efforts d'accommodation au moyen de l'atropine.

La réfraction des deux méridiens principaux étant trouvée, comment pourrons-nous exprimer le *degré* de l'astigmatisme? L'astigmatisme est constitué, comme nous l'avons défini, par l'asymétrie entre les méridiens de l'œil; son *degré* sera indiqué par la différence de courbure des deux méridiens les plus asymétriques l'un par rapport à l'autre, c'est-à-dire des deux méridiens principaux. Quant à la courbure respective de ces deux méridiens, elle est donnée par la force de réfraction qui existe dans chacun de ces deux méridiens. Le degré de l'astigmatisme est donc exprimé par la *différence de réfraction des deux méridiens principaux.*

Ceci posé, il me reste à expliquer les différentes formes que peut prendre l'astigmatisme ; nous en reconnaissons trois, que **M.** Donders a désignés sous les noms de :

     1° L'astigmatisme simple ;
     2° L'astigmatisme composé ;
     3° L'astigmatisme mixte.

Dans l'*astigmatisme simple*, un des méridiens est emmétrope, l'autre est ou myope ou hypermétrope, d'où deux variétés : l'*astigmatisme simple myopique*, l'*astigmatisme simple hypermétropique.*

Exemples : a. Dans le méridien horizontal, une simple fente rend la vision normale ; dans le méridien vertical, il faut armer la fente d'un verre concave n° 10 ; la différence de réfraction entre les deux méridiens est de 1/10, et comme un des méridiens est myope, on a affaire à un *astigmatisme simple myopique* 1/10, désigné par la formule

A *m* 1/10.

b. L'œil peut être emmétrope dans le méridien vertical, et hypermétrope dans le méridien horizontal ; si l'hypermétropie est de 1/12, c'est un *astigmatisme simple hypermétropique* 1/12, désigné par la formule :

A *h* 1/12.

Dans l'*astigmatisme composé*, les deux méridiens principaux sont tous deux myopes ou hypermétropes, mais alors à des degrés différents; la différence entre le degré de myopie ou d'hypermétropie constaté dans chacun des méridiens donne le degré d'astigmatisme.

Exemples : a. Un œil a une myopie 1/12 dans le sens vertical, 1/24 dans le sens horizontal : la différence entre ces deux degrés de myopie est de 1/24 (1/12 — 1/24), et le degré de l'astigmatisme sera exprimé par le même chiffre. Cependant la simple indication du degré de l'astigmatisme composé ne ferait pas connaître d'une manière suffisamment exacte l'état de réfraction de l'œil. Pour le préciser davantage, il faut indiquer de quoi, pour ainsi dire, se compose cet astigmatisme. Dans l'exemple choisi, il existe dans l'œil une myopie générale 1/24, et dans le méridien vertical il y a un excédant de myopie de 1/24, ce qui constitue l'astigmatisme. On dit donc : cet œil est atteint d'*astigmatisme myopique composé : myopie générale 1/24, plus astigmatisme myopique 1/24*, désigné par la formule :

$$M\ 1/24 + A\ m\ 1/24.$$

b. De même pour l'astigmatisme composé hypermétropique. On considère l'œil comme hypermétrope d'une façon absolue; le degré d'hypermétropie générale correspond au degré d'hypermétropie dans le méridien où l'amétropie est la moins forte, l'astigmatisme se mesure comme toujours par la différence entre la réfraction des deux méridiens. Soit par exemple une hypermétropie 1/30 dans le méridien vertical, 1/20 dans l'horizontal, nous avons un *astigmatisme hypermétropique composé : hypermétropie générale* 1/30, *plus astigmatisme hypermétropique* 1/60 (1/20 —1/30), et désigné sous la formule :

$$\text{H } 1/30 + \text{A}\,h\ 1/60.$$

Dans l'*astigmatisme mixte*, un des méridiens principaux est myope, l'autre hypermétrope. Si le degré de myopie est plus fort que celui de l'hypermétropie, on désigne cet astigmatisme sous la formule : A $m\,h$; lorsque l'hypermétropie prédomine, on le désigne par A $h\,m$. — Quant au degré de l'astigmatisme mixte, il est exprimé par la somme des chiffres qui servent à noter le degré d'amétropie dans chaque méridien.

Exemples : a. Soit donné un œil avec myopie 1/12 dans le sens vertical, avec hypermétropie 1/24 dans le sens horizontal, on aura à désigner cet *astigmatisme mixte* par la formule :

$$\text{A}\,m\,h\ 1/8 = \text{M } 1/12 + \text{H } 1/24.$$

b. Si l'œil a une hypermétropie 1/16 dans le méridien horizontal, une myopie 1/48 dans le méridien vertical, on aura à désigner cet astigmatisme mixte par la formule :

$$\text{A}\,h\,m\ 1/12 = \text{H } 1/16 + \text{M } 1/48.$$

Un autre moyen de diagnostiquer l'astigmatisme et de préciser sa forme, moyen précieux aussi pour contrôler

les résultats fournis par l'examen que nous venons de
décrire, consiste dans l'emploi des *verres cylindriques*.
Lorsqu'il sera question de la correction de l'astigmatisme,
nous donnerons la description de ces verres et de leurs
particularités optiques. Dans ce moment, nous voulons
indiquer comment ils peuvent servir au diagnostic de
l'astigmatisme. Quand nous avons trouvé, à l'aide des
échelles typographiques placées à la distance de 20 pieds,
le verre concave ou convexe qui produit la plus grande
amélioration de l'acuité visuelle (voy. p. 194), nous
faisons tourner devant l'œil examiné un verre cylindrique positif ou négatif de 1/30, et nous constatons
bientôt que, dans une position déterminée de ce verre,
l'acuité de la vision diminue considérablement, tandis
qu'elle augmente lorsque le verre cylindrique se trouve
placé dans une direction perpendiculaire à la première.
L'astigmatisme et la direction des méridiens principaux
ainsi constatés, il faut essayer et faire tourner devant
l'œil des verres cylindriques positifs ou négatifs, d'abord
faibles et puis de plus en plus forts, jusqu'à ce que l'on
ait trouvé le verre, et la position dans laquelle il faut placer ce verre, pour qu'il procure à l'œil examiné la plus
grande force visuelle.

Parmi les instruments optiques inventés dans le but de
diagnostiquer et de mesurer l'astigmatisme, nous tenons
à en citer deux qui méritent d'être mentionnés à cause
de leur ingéniosité : la lentille de Stokes et l'optomètre
binoculaire de Javal.

La *lentille de Stokes* est formée par la combinaison de

deux verres cylindriques (voy. fig. 54, B, l, l'), l'un concave et l'autre convexe, et de même distance focale, qui
peuvent tourner l'un sur l'autre, de façon à donner nécessairement une série de verres cylindriquess de forces

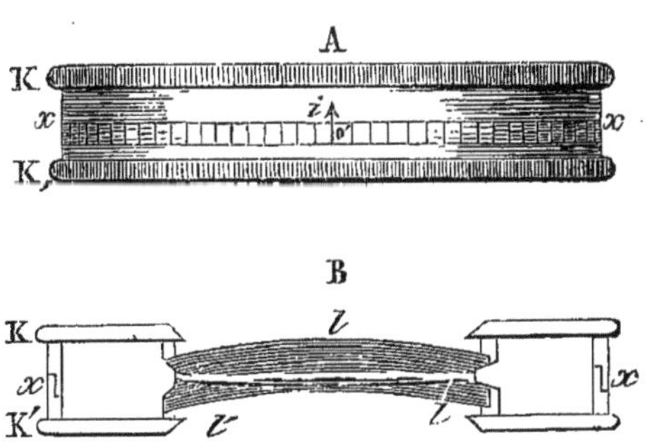

FIG. 54 (1). — Lentille de Stokes. A. Aspect extérieur de l'appareil.
B. L'appareil vu dans une intersection verticale.

diverses. On place l'instrument à un degré d'astigmatisme
quelconque (visible à l'aide de l'indicateur i et de la graduation pratiquée sur l'appareil); puis on tourne d'abord
l'instrument tout entier devant l'œil, jusqu'à ce que l'on
ait trouvé la position où les images des objets regardés
ont le plus de netteté. Dans cette position, on tourne les
deux verres l'un sur l'autre, et l'on arrive ainsi à trouver
par tâtonnement une position dans laquelle la vision est
très-améliorée; les chiffres placés à côté de la graduation
permettent de dire à quel degré d'astigmatisme correspond cette position des deux lentilles. Cependant les

(1) Cette figure, ainsi que les deux suivantes, est empruntée au mémoire
de M. Javal sur l'astigmatisme, publié dans le *Traité d'ophthalmologie* de
Wecker.

variations continuelles des efforts d'accommodation empêchent la lentille de Stokes de donner des résultats
très-exacts; si l'on voulait s'en servir d'une manière
exclusive pour déterminer l'astigmatisme, il faudrait
toujours, avant d'examiner les yeux, paralyser l'accommodation par l'atropine.

L'optomètre de Javal est basé sur des principes que
nous avons déjà exposés plus haut, et que nous voulons
rappeler brièvement en quelques mots. Lorsqu'on fait
regarder au malade la figure 53 (p. 197) à travers une
lentille sphérique convexe de 3 à 5″, et que l'on éloigne
peu à peu la figure jusqu'à ce que toutes les lignes pâlissent
ou disparaissent, sauf une, la direction de cette dernière
nous indique le méridien de l'œil qui a le moins de puissance réfringente. On essaye alors successivement, en
commençant par le plus faible, des verres cylindriques
concaves, en mettant les axes perpendiculairement au
rayon qui était resté noir, jusqu'à ce qu'on ait trouvé le
verre qui rend tous les rayons de la figure également
noirs. D'un seul coup, on a ainsi diagnostiqué l'astigmatisme et déterminé le numéro et la position du verre correcteur. — Cependant cette méthode, par suite des variations ordinaires dans l'accommodation, ne pourrait donner
de résultats exacts, si son auteur n'avait eu l'heureuse idée
d'immobiliser pour ainsi dire l'accommodation par la fixité
de la position des axes optiques. Nous savons, en effet,
qu'en général notre accommodation reste la même tant que
nos yeux conservent un certain degré de convergence.
M. Javal a obtenu ce résultat par la détermination binoculaire, c'est-à-dire en faisant fusionner par la vision

binoculaire les deux cercles de la figure 55, ce qui ne peut avoir lieu qu'à la condition que les axes optiques conservent une position déterminée qui commande l'état de l'accommodation.

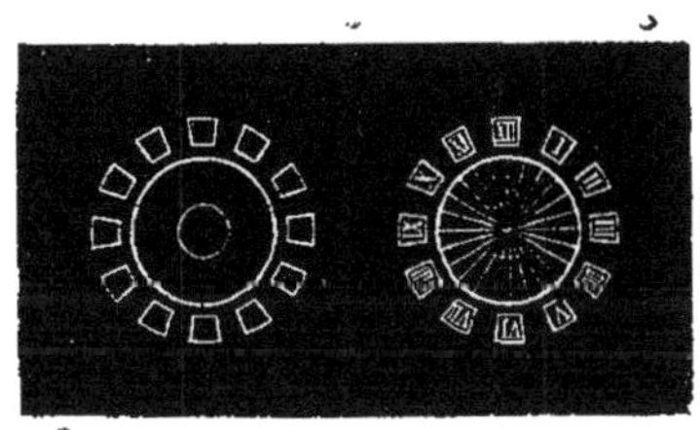

FIG. 55.

L'optomètre binoculaire (voy. fig. 56) réunit dans un seul instrument le carton sur lequel la figure 55 est dessinée, et qui est mis au point à l'aide du bouton E, et un certain nombre (7) de verres cylindriques avec lesquels on détermine le degré de l'astigmatisme. Une fois ce dernier fixé, il faut au verre cylindrique correcteur placé dans une monture d'essai qu'on fait mettre au malade, ajouter le verre sphérique, concave ou convexe suivant le cas, pour corriger la myopie ou l'hypermétropie générale de l'œil. Ce verre est choisi de la manière ordinaire.

Après l'étude des moyens à l'aide desquels nous reconnaissons l'existence, la forme et le degré de l'astigmatisme, il nous reste à parler de ses *causes* et de son siége.

Les mensurations nombreuses pratiquées par MM. Knapp et Donders, à l'aide de l'ophthalmomètre de Helmholtz, ont démontré que l'astigmatisme régulier est produit presque exclusivement par *l'asymétrie de la cornée,* laquelle est ordinairement plus convexe dans son méridien vertical que dans le méridien horizontal. Cependant,

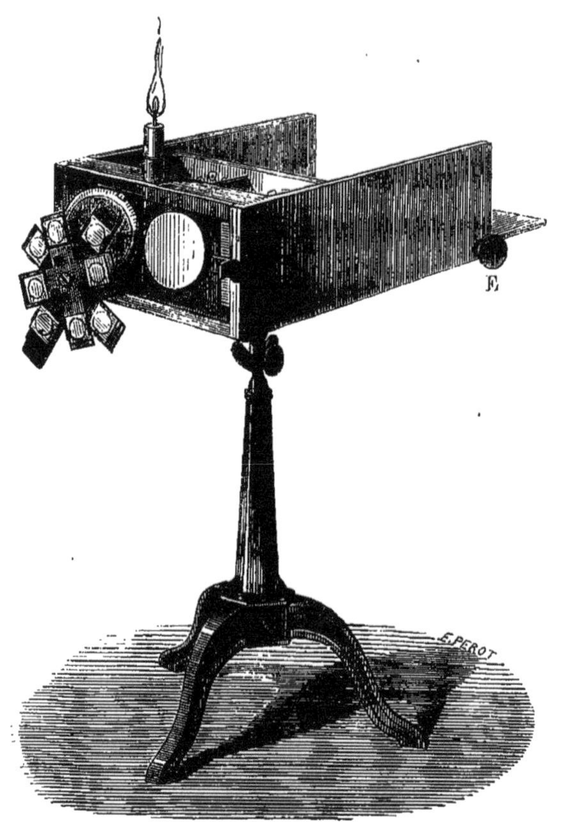

Fig. 56.

on a reconnu en même temps que, dans certains cas, l'asymétrie de la cornée ne correspond pas tout à fait à l'astigmatisme de l'œil. Il faut bien en conclure que le cristallin peut posséder également de l'asymétrie ; mais, d'après les différentes mensurations, le plus souvent en sens inverse de celle de la cornée. L'asymétrie du cristallin tend donc à corriger l'astigmatisme de la cornée ; il est rare qu'elle contribue à l'augmenter, et plus rarement encore le siége de l'astigmatisme est dans le cristallin seul, comme il le fut dans l'œil de Thomas Young. Ce grand savant, qui a découvert, en 1793, l'asymétrie de l'appareil dioptrique de l'œil, pouvait en étudier les phénomènes sur ses propres yeux, et il démontra que l'astigmatisme de son œil était causé par le cristallin seul. L'observation de chaque jour nous prouve cependant que le siége de l'asymétrie dans le cristallin seul, constitue l'exception, et coïncide presque toujours avec un déplacement (luxation congénitale ou acquise) du cristallin.

Puisque nous avons vu que l'astigmatisme est causé exclusivement par des défectuosités dans la forme des surfaces réfringentes de l'œil, nous ne pouvons nous étonner que ces défectuosités, dans la plupart des cas, soient congénitales.

L'astigmatisme *congénital* est donc de beaucoup le plus fréquent, du moins pour les cas d'astigmatisme régulier. Quelquefois il paraît héréditaire, parce qu'un des parents en est atteint ou parce que plusieurs enfants d'une famille présentent l'anomalie dans la même forme et au même degré. Généralement, les astigmates se plaignent d'avoir la vue faible depuis l'enfance ; les verres sphériques améliorent un peu leur état, sans rendre la vision nette comme s'il n'y avait qu'une myopie ou une hypermétropie simples. La myopie et l'hypermétropie peuvent augmenter avec l'âge, sans que pour cela le degré d'astigmatisme change, puisque d'ailleurs la courbure de la cornée ne varie pas : seulement les symptômes de l'astigmatisme deviendront plus manifestes, partant plus pénibles. Le seul avantage que l'âge amène pour les astigmates, c'est le rétrécissement de la pupille qui rend l'aberration de réfraction moins sensible. — Généralement, le degré de l'astigmatisme et la direction des méridiens principaux sont à peu près les mêmes dans les deux yeux de l'individu astigmate. Cependant on rencontre aussi des cas où l'état de réfraction présente de grandes différences dans les deux yeux. Ainsi nous voyons par exemple chez le même individu, d'un côté un état de réfraction normal (emmétropie), et un degré très-prononcé d'astigmatisme dans l'autre œil. Donders a attiré l'attention des observateurs sur l'asymétrie des deux côtés de la face, que l'on constate fréquemment en même temps que cette différence des deux yeux.

L'astigmatisme peut aussi être *acquis*, et succéder alors à des altérations morbides dans la forme de la cornée, ou à un déplacement du cristallin. L'ectopie du cristallin, qu'elle soit congénitale ou acquise, peut devenir la cause de l'astigmatisme régulier; cependant, pour peu que le déplacement soit considérable, il existe en même temps un degré prononcé d'astigmatisme irrégulier dont nous parlerons plus tard. Lorsque le cristallin a pris une position oblique dans le champ pupillaire, de sorte que d'un côté il se rapproche de la rétine, de l'autre s'en éloigne, il en résultera encore de l'astigmatisme, que les verres cylindriques améliorent.

On constate aussi souvent l'astigmatisme dans des yeux opérés de cataracte qui n'avaient pas eu trace d'astigmatisme autrefois. L'anomalie peut dans ces cas tenir à deux causes : l'asymétrie des méridiens de la cornée existait déjà avant l'opération, mais était corrigée par une asymétrie en sens inverse des méridiens du cristallin, du moins assez corrigée pour que le sujet ne se plaignît pas de troubles de vision (de Graefe). L'opération elle-même peut dans une seconde série de cas avoir amené l'astigmatisme, lorsqu'elle a été exécutée par lambeau cornéen. Le tissu cicatriciel, en se rétractant, attire la cornée dans son sens et détermine ainsi une asymétrie des méridiens de cette membrane.

Enfin, l'astigmatisme peut succéder à des ulcérations de la cornée qui en ont altéré la forme. Il est vrai que dans ce cas l'astigmatisme sera plutôt irrégulier. Cependant le fait d'une amélioration de la vision par des verres cylindriques prouve la présence d'un certain degré d'astigmatisme régulier. M. Donders affirme en outre le grand avantage qu'il tire fréquemment de l'usage des verres qui corrigent l'astigmatisme, dans les cas où une pupille artificielle a été faite, à cause d'un leucôme central de la cornée.

ONZIÈME LEÇON.

TRAITEMENT DE L'ASTIGMATISME. — VERRES CYLINDRIQUES ET RÈGLES SUR LEUR EMPLOI. — ASTIGMATISME IRRÉGULIER.

Abordons maintenant la question du *traitement* de l'astigmatisme. Comme traitement médical, on le comprend facilement, il n'en existe aucun qui puisse faire *disparaître* l'astigmatisme. Donders a fait remarquer que l'on pourrait penser à diminuer les troubles visuels dépendant de l'astigmatisme par une double iridodesis; mais en même temps, il s'est déclaré contre toute tentative opératoire de ce genre. L'idée de cette opération est basée sur cette observation, qu'une fente sténopéique améliore la vision des astigmates, parce qu'elle exclut tous les rayons lumineux qui passent par les autres méridiens. Une double iridodesis pratiquée dans le même diamètre de la cornée, donnerait à la pupille à peu près la forme d'une fente.

Mais si le *traitement curatif* de l'astigmatisme est impossible, nous pouvons cependant remédier aux troubles visuels qui résultent de cette anomalie. De même que la myopie est corrigée par des verres concaves, l'hypermétropie par des verres convexes, nous neutralisons les effets de l'astigmatisme par des *verres cylin-driques*. Une lentille cylindrique est taillée de manière que les rayons de lumière qui la traversent dans une direction (celle de l'axe du cylindre) ne subissent aucune déviation dans leur marche ; les rayons lumineux qui la traversent dans la direction opposée (perpendiculaire à l'axe du cylindre) sont réfractés, et si le cylindre est convexe, ils sont rendus plus convergents ; tandis que si le cylindre est concave, ils sont rendus plus divergents. On distingue ainsi des verres cylindriques, concaves et convexes, d'après la valeur positive ou négative de leur puissance réfringente, et on les désigne de la même manière que les verres sphériques, en ajoutant seulement c. Ainsi, un verre cylindrique concave de 10 pouces de foyer, sera désigné par $c - 10$; un verre cylindrique convexe de 10 pouces de foyer, par $c + 10$. — Suppo-sons maintenant un œil astigmate dont le méridien hori-zontal soit normal, le méridien vertical myope, et plaçons devant cet œil un verre cylindrique concave dont l'axe sera dirigé horizontalement. Qu'arrivera-t-il ? Les rayons lumineux, passant par l'axe du cylindre, ne subiront aucune réfraction, et, comme le méridien horizontal de l'œil qu'ils traversent est normal, leur réunion se fera sur la rétine ; mais les rayons situés en dehors de cet axe subiront au contraire l'influence du verre concave cylindrique : ils seront rendus plus divergents, et si le nu-méro de ce verre est approprié au degré de la myopie qui existe dans le méridien vertical de l'œil, les rayons après réfraction feront leur foyer sur la rétine. — Pour rendre l'effet de ces verres aussi compréhensible que possible, plaçons un cylindre convexe avec son axe dirigé horizontalement devant un œil normal; il reste normal (emmétrope) dans le méridien horizontal; mais il devient myope dans le méridien vertical, car les rayons lumineux qui le traversent dans ce sens, sont rendus plus convergents par le verre, et se réunissent en avant de la rétine. Nous aurons par conséquent produit un astigmatisme myopique simple. Veut-on le corriger par un autre verre? Il en faudrait employer un qui laissât passer les rayons lumineux dans le sens horizontal sans les réfracter, et qui rendît les autres rayons divergents, c'est-à-dire un verre concave cylindrique dont l'axe serait dirigé horizontalement.

On comprendra facilement, d'après ce que nous venons d'expliquer, comment des verres cylindriques appropriés corrigeront tous les degrés d'*astigmatisme simple*, myopique ou hypermétropique; il suffira d'employer des verres cylindriques concaves dans le premier cas, convexes dans le second, et de placer toujours l'axe du cylindre dans le sens du méridien emmétrope.

Pour corriger Am 1/10 (astigmatisme myopique 1/10), on emploiera $c - 10$, c'est-à-dire un verre cylindrique concave n° 10.

Pour corriger Ah 1/20 (astigmatisme hypermétropique 1/20), on emploiera $c + 20$, c'est-à-dire un verre cylindrique convexe n° 20.

Dans ces deux cas, il ne nous reste plus qu'à indiquer la position qu'il faudrait donner, dans les lunettes, aux verres cylindriques. Dans ce but, on détermine l'angle que l'axe du verre cylindrique doit former avec la verticale, détermination qui se fait très-facilement pendant le diagnostic de l'astigmatisme, soit par l'optomètre de Javal où ces angles sont notés sur la figure 53, soit directement par les verres cylindriques que nous plaçons dans une monture d'essai, dont chaque œil porte un limbe divisé de 15 en 15 degrés sur l'horizontale. D'ailleurs, pour éviter toute erreur, l'opticien peut laisser les verres mobiles dans leur monture; le médecin fait alors l'essai des lunettes sur le malade, régularise la direction de l'axe du cylindre et fait fixer le verre ainsi posé dans sa monture définitive.

Pour corriger l'*astigmatisme composé*, il faut combiner des verres sphériques avec des verres cylindriques; les opticiens fabriquent des verres *sphéro-cylindriques* dont l'axe présente une certaine force de réfraction, et la direction perpendiculaire à l'axe une force de réfraction supérieure. Ces verres sont taillés comme des verres sphériques sur une de leur surface, et comme des cylindres sur l'autre. Pour un cas d'astigmatisme composé de myopie (M) 1/12 + A m 1/12, il faudra un verre sphérique concave n° 12 combiné avec un verre cylindrique concave n° 12 que l'on désigne pour l'opticien plus brièvement par la formnle :

$$- 12 \subset c - 12.$$

Pour un cas d'astigmatisme composé d'hypermétropie (H) 1/20 + A h 1/14, il faudra un verre sphérique concave n° 20 combiné avec un verre cylindrique convexe n° 14 que l'on désigne par la formule :

$$+ 20 \subset c + 14.$$

L'*astigmatisme mixte* est, on se le rappelle, la variété d'astigmatisme dans laquelle l'un des méridiens est myope et l'autre hypermétrope. Pour corriger cette anomalie, les verres cylindriques simples ne pourraient pas servir, et les verres sphéro-cylindriques présentent, lorsqu'on veut les employer contre l'astigmatisme mixte, de grands inconvénients qu'il est facile d'éviter en se servant de verres dits *verres bicylindriques*. Ces verres ont deux surfaces cylindriques, dont les axes sont perpendiculaires l'un sur l'autre ; l'une des surfaces est convexe, l'autre concave. Un verre bicylindrique qui doit avoir dans une direction l'effet d'un verre convexe n° 12, et dans l'autre (perpendiculaire à la première) l'effet d'un verre concave n° 24, serait désigné par la formule : $c + 12 \ulcorner c - 24$. Il faudrait donc prescrire ce verre dans un cas d'astigmatisme mixte où il existe hypermétropie 1/12 dans un méridien, et myopie 1/24 dans l'autre.

Dans un cas d'astigmatisme mixte avec myopie prédominante, par exemple A*mh* 1/8 composé de M 1/12 + H 1/24, le verre correcteur serait :

$$c - 12 \ulcorner c + 24.$$

Dans tous ces cas, il faudrait placer l'axe de la surface concave dans la direction du méridien hypermétrope, et *vice versâ* pour l'axe de la surface convexe.

Jusqu'ici nous ne nous sommes occupés que des verres à donner pour la vision de loin. Lorsqu'on veut donner des verres pour lire et écrire à un astigmate hypermé-

trope affecté de presbyopie, ou à un astigmate myope (dans
les conditions indiquées, p. 158), on ne changera rien à
la force du verre cylindrique, mais on combinera, avec
le même verre cylindrique, un verre sphérique convexe
plus fort pour l'hypermétrope presbyte, un verre concave plus faible pour le myope. Ainsi a-t-on affaire à un
astigmate hypermétrope atteint de H $1/15 + $ Ah $1/10$
et de presbyopie $1/30$, on ajoutera au verre qui neutralise son hypermétropie (n° 15), le verre qui indique le
degré de sa presbytie (n° 30). On obtiendrait ainsi un
verre convexe n° 10 ($1/15 + 1/30$), et le verre qu'on lui
prescrirait pour lire serait le verre suivant : $+ 10 \bigcirc c$
$+ 10$. Veut-on faire lire à 12 pouces un astigmate myope
atteint de M $1/6 + $ Am $1/12$? il faut déduire du verre qui
corrige sa myopie, une lentille ayant pour distance focale
la distance même à laquelle on veut que le myope voie.
Dans l'exemple que nous avons choisi, le verre avec
lequel il devrait lire à 12 pouces, serait concave n° 12
($1/6 - 1/12$), combiné avec un verre concave cylindrique n° 12. Nous désignons ce verre par la formule :
$- 12 \bigcirc c - 12$. — En agissant ainsi, la correction de
l'astigmatisme n'est pas parfaite; mais la différence est
tellement insignifiante que nous pouvons la négliger
pour éviter un calcul pénible dans le choix de ces verres.

Ajoutons encore ici que lorsqu'on emploie des verres
sphéro-cylindriques, il faut placer le verre de manière
à ce que la surface dont la courbure est la plus forte, soit
dirigée vers l'œil. Si l'une des surfaces est convexe,
l'autre concave, c'est la dernière qui doit être tournée
vers la cornée.

La forme d'astigmatisme que l'on rencontre le plus fréquemment dans la pratique, est l'astigmatisme simple, surtout l'astigmatisme hypermétropique ; de même aussi, c'est chez les hypermétropes que nous rencontrons le plus d'astigmatismes composés. Il n'est pas rare aussi de trouver des cas d'astigmatisme composé myopique, dans lesquels la myopie est plus forte dans le sens vertical. C'est d'une pareille forme d'astigmatisme qu'était atteint Airy lequel décrivit, en 1827, cette anomalie de ses yeux, et indiqua les verres dont il se servit pour la corriger. L'astigmatisme myopique est celui du reste qui gêne le plus la vision. Depuis Airy jusqu'aux recherches classiques de MM. Donders et Knapp, on avait peu étudié l'astigmatisme au point de vue pathologique. C'est d'ailleurs la forme d'amétropie la moins fréquente, puisque parmi 100 malades consultant pour des anomalies de réfraction, on trouve en général un ou deux astigmates, c'est-à-dire une ou deux personnes chez lesquelles l'astigmatisme existe à un degré tel qu'il devient la cause de troubles visuels. Nous l'avons dit, tout œil est plus ou moins astigmate, et nous n'avons voulu parler dans ce moment que de l'astigmatisme qui doit être pris en considération, parce que les verres sphériques n'améliorent pas suffisamment la vision. En pratique, nous ne corrigeons guère l'astigmatisme au-dessous de 1/40 ou même 1/30. Il ne faut donner des verres cylindriques que lorsqu'ils sont indispensables, lorsqu'ils procurent à l'astigmate une telle amélioration de sa force visuelle, qu'il les réclame malgré les inconvénients de leur usage dont nous parlerons plus loin.

Il est de la plus haute importance que les axes des verres cylindriques soient situés exactement dans la direction des méridiens principaux du système dioptrique de l'œil ; une petite déviation, surtout lorsque les verres sont forts, occasionne des troubles visuels très-sensibles. Par conséquent, on fait bien de faire placer ces verres d'abord dans des montures rondes, dans lesquelles on peut tourner le verre jusqu'à ce que la meilleure direction des axes soit reconnue. Cette position trouvée, il est facile de donner aux verres la forme ovale ordinaire. Il résulte aussi de ce que nous venons de dire que les lunettes doivent occuper une position invariable devant les yeux de l'astigmate. Pour peu que leur distance des yeux change, ou que les rapports entre les axes du verre et les méridiens de l'œil soient dérangés, l'image des objets extérieurs devient confuse, déformée, et la vision trouble. Même, si l'on évite ces défectuosités dans l'emploi des verres cylindriques, la force visuelle des astigmates, malgré une correction parfaite de leur anomalie de réfraction, reste toujours au-dessous de l'acuité normale. Il faut ajouter à ce fait un autre inconvénient, à savoir que les yeux sont obligés de regarder toujours à travers le centre du verre ; de là nécessité pour l'astigmate, armé de verres cylindriques, de remplacer par des rotations de sa tête les mouvements latéraux des yeux, lorsqu'il veut tourner son regard de côté. En effet, en agissant autrement, il dérangerait les rapports entre les méridiens de son œil et les axes du verre, dérangement qui trouble naturellement la vision.

Ces imperfections dans l'usage des verres cylindriques

sont la cause que nous ne recommandons pas leur emploi lorsqu'un œil seulement est astigmatique, tandis que l'autre est normal ou atteint d'une simple myopie ou hypermétropie, dont la correction suffit pour procurer au malade une bonne vision ; mais toutes les fois que nous rencontrons l'astigmatisme des deux yeux, même à des degrés différents, il faut toujours essayèr de neutraliser l'anomalie par les verres cylindriques appropriés, pour prévenir les inconvénients qui résultent de la faiblesse visuelle causée par l'astigmatisme.

Astigmatisme irrégulier. — L'astigmatisme irrégulier dépend de la *différence de réfraction dans les divers secteurs d'un même méridien de l'œil*, de la courbure asymétrique d'un même méridien. Tous les yeux sont atteints de cet astigmatisme, puisque les rayons qui passent vers le centre du cristallin sont réunis en foyer à une plus grande distance que ceux qui passent près des bords, en vertu des lois de l'aberration de sphéricité. Cependant, comme nous l'avons déjà indiqué plus haut, la structure du cristallin qui est plus dense, plus réfringent dans sa partie centrale, ainsi que l'existence du diaphragme irien, qui exclut les rayons lumineux les plus excentriques, corrigent ordinairement l'aberration de sphéricité, ou l'empêchent d'occasionner des troubles visuels.

Cet astigmatisme irrégulier, dont le siége doit être placé de préférence dans le cristallin, produit, d'après M. Donders, la *polyopie monoculaire*, dont on peut se rendre compte par l'expérience suivante : lorsqu'on place entre l'œil, muni d'un verre convexe n° 6 ou 8 (quand l'observateur n'est pas myope), et le point le plus rapproché de la vision distincte une feuille de papier blanc sur laquelle est figurée un point noir, on arrive à voir plusieurs points. Le même phénomène est aussi cause que nous voyons scintiller et rayonner les étoiles, qu'une lumière éloignée nous paraît émettre des rayons, etc. Cependant l'astigmatisme irrégulier congénital n'est jamais assez prononcé pour gêner la vision.

Les troubles de vision notables sont beaucoup plus fréquents dans les cas d'*astigmatisme irrégulier acquis*, dont nous allons indiquer les diverses variétés, suivant la cause qui les produit.

Il faut citer ici en premier lieu le *kératocône* ou cornée conique. Dans cette anomalie, la puissance réfringente du sommet de la cornée est beaucoup plus grande que celle de la périphérie; par conséquent les rayons lumineux qui passent au centre font foyer avant ceux qui traversent cette membrane vers son bord. Les parties dans lesquelles la force de réfraction est la même, sont situées, en zones concentriques, circulaires ou elliptiques, autour du sommet du cône. Quand la conicité de la cornée est très-prononcée, l'anomalie se voit aussitôt que l'on regarde l'œil de profil. Dans les degrés faibles, il faut étudier les reflets cornéens et les phénomènes fournis par l'examen à l'ophthalmoscope. En effet, tandis que dans un œil normal la papille du nerf optique et les vaisseaux rétiniens, malgré les petits mouvements que peut faire l'œil de l'observateur ou l'œil observé, conservent toujours à peu près la même forme :

il n'en est plus de même lorsqu'il existe une ectasie conique dans la cornée. Le moindre mouvement latéral produit du changement dans la forme de la papille optique, dans la direction des vaisseaux rétiniens, qui paraissent brisés ou courbes, et font paraître devant les yeux de l'observateur un phénomène analogue à celui du kaléidoscope (1).

On ne pourra s'étonner de l'extrême trouble de la vision qui résulte de l'existence du kératocône, si l'on réfléchit que par cette anomalie, la cornée, c'est-à-dire la principale surface réfringente de l'œil, a perdu entièrement son homogénéité de réfraction. Les rayons lumineux qui passent par le sommet de l'ectasie ne se réunissent plus sur la rétine, mais dans le système cristallinien ou dans la portion antérieure du corps vitré, d'où il résulte que cette partie de la cornée doit projeter sur la rétine, dans la vision à distance, d'énormes cercles de diffusion au lieu d'images nettes. La partie de la cornée qui suit le sommet du kératocône, tout en étant un peu plus favorable à la vision, n'a pas encore une courbure normale, et si même l'œil, grâce à l'emploi de verres concaves, ou, si l'objet est rapproché, grâce à une détente complète du pouvoir accommodateur, a pu s'adapter par rapport à cette région de la cornée, l'image ainsi obtenue sera fortement troublée par les grands cercles de diffusion que fourniront les portions de lumière transmises à travers le centre du kératocône. C'est aussi de

---

(1) Voyez, pour plus de détails sur ce sujet, un mémoire de M. de Graefe : *Du kératocône*, traduit par le docteur H. Delacroix, et publié dans les *Annales d'oculistique*, septembre-octobre 1868.

même qu'opérerait la lumière transmise à travers les parties latérales de la cornée, si l'œil était accommodé par rapport à la région du sommet. — De cet état de réfraction résulte naturellement une extrême confusion, et une distorsion des images que les malades atteints de kératocône reçoivent des objets éloignés. Alors même que l'accommodation de l'œil correspond le moins mal possible à l'objet fixé, le reste du champ visuel est tellement confus que ces personnes éprouvent une extrême difficulté pour se conduire. — En résumé donc, ce que nous trouvons chez le malade atteint de kératocône, c'est un degré excessif d'astigmatisme irrégulier, contre lequel nous ne possédons pas de remède optique efficace. Les malades eux-mêmes cherchent à obvier aux troubles de leur vision en approchant les objets très-près des yeux, et en clignant des paupières pour rétrécir la fente palpébrale. Aussi a-t-on profité de cette observation pour placer l'emploi de l'appareil sténopéique en premier lieu, parmi les moyens proposés pour remédier aux troubles visuels résultant du kératocône. Cependant ces appareils, formés de fentes étroites, ont, dans cette maladie, bien moins d'influence sur l'acuité visuelle que de petites ouvertures rondes; par l'emploi de ces ouvertures, les rayons lumineux sont exclus de partout, sauf d'un endroit que l'on arme d'un verre concave pour diminuer la réfraction augmentée par cette grande convexité de la cornée. En pratique, on reconnaît facilement que le petit diamètre qu'il faut donner à ces ouvertures diminue l'éclairage, et surtout rétrécit le champ visuel d'une manière incompatible avec les occupations ordinaires.

M. de Graefe a employé l'*iridectomie* dans les cas de kératocône, soit comme moyen curatif, soit dans un but optique. Si l'on suppose que le kératocône peut dépendre d'une augmentation de la pression intra-oculaire, l'iridectomie diminuant cette dernière, peut, sinon rétablir la convexité normale de la cornée, du moins empêcher que le kératocône n'augmente. En effet, dans plusieurs cas, l'iridectomie a paru réduire des ectasies de la cornée à de moindres proportions. Cependant, M. de Graefe lui-même ne croit pas à une augmentation de la tension interne de l'œil dans cette maladie, et s'explique l'effet produit à la suite de l'iridectomie plutôt par la supériorité, au point de vue de la réfraction, des portions de la cornée utilisées pour la pupille artificielle, que par une correction réelle et durable de la courbure de cette membrane. M. Bowman, dans l'intention de placer l'œil atteint du kératocône dans des conditions optiques plus favorables, proposa, plus tard, de pratiquer aux deux extrémités d'un même diamètre de la cornée, une double iridésis, et de transformer ainsi la pupille en une fente allongée. Une semblable pupille agit à la façon d'une fente sténopéique placée devant l'œil, mais elle a sur cette dernière le grand avantage de ne pas rétrécir le champ visuel. Cependant elle ne combat pas l'astigmatisme irrégulier existant dans le méridien même où elle a été pratiquée, et, d'autre part, le double enclavement de l'iris et le tiraillement des fibres circulaires qui résultent de cette opération, peuvent fort bien provoquer, au bout d'un temps plus ou moins long, une iritis chronique ou même une irido-cyclite. — Partant de l'idée que le kératocône dépend plutôt d'une atrophie essentielle de la région centrale de la cornée, dont la force de résistance diminue graduellement, M. de Graefe a été amené, dans ces dernières années, à combattre l'anomalie de courbure de la cornée en agissant directement sur cette membrane. Il a obtenu en effet l'aplatissement désiré, en provoquant artificiellement dans la cornée une légère infiltration limitée, par l'ablation d'une petite portion de tissu cornéen vers le sommet du kératocône ; il se produit ainsi une cicatrice dont la rétraction amène l'aplatissement de la cornée, comme nous l'observons journellement après des infiltrations ou des ulcérations étendues de cette membrane. J'ai suivi moi-même l'exemple du professeur de Berlin (1), et je peux ajouter aux cas déjà publiés, deux autres où le résultat de ce traitement a été des plus heureux.

Nous rencontrons une autre cause d'astigmatisme irrégulier siégeant dans la *cornée*, dans les *ulcérations* et les *taies* de cette membrane. D'après les explications déjà données, on comprend facilement, je pense, que ces anomalies de la cornée, modifient la régularité de la forme et de la surface de la principale membrane réfringeante de l'œil, et deviennent par cela même une cause d'irrégularité dans la réfraction des rayons de lumière qui la traversent.

L'*opération de la cataracte par lambeau* est encore une cause d'astigmatisme irrégulier : lorsque l'endroit de l'incision cornéenne présente une large cicatrice, surtout dans

(1) Voyez la *Note sur un nouveau mode de guérison du kératoconus,* lue à l'Académie de médecine le 18 février 1868, par le docteur Ed. Meyer, et reproduite dans les *Annales d'oculistique,* t. XLIX, p. 205.

les cas où il y a eu prolapsus ou enclavement de l'iris dans
la plaie, il se produit des changements de courbure de la
cornée, provoquant ainsi, comme nous l'avons déjà dit,
un degré plus ou moins fort d'astigmatisme. Bien des
cas dans lesquels on constate, après l'opération de la
cataracte, que l'acuité visuelle ne correspond pas à la
pureté de la pupille, s'expliquent par l'existence de
l'astigmatisme et peuvent être améliorés par des moyens
optiques (verres convexes placés obliquement devant
l'œil, verres cylindriques, appareil sténopéique).

La cause de l'astigmatisme irrégulier, surtout lorsque
celui-ci produit la polyopie monoculaire, doit souvent
être cherchée dans le *cristallin*. Cela s'observe toutes les
fois que la texture du cristallin change, dans les commen-
cements du développement des cataractes, et les troubles
visuels que l'on constate à cette époque dépendent souvent plutôt de l'astigmatisme irrégulier, que des opacités
cristalliniennes dont nous découvrons quelquefois à peine
les premières traces.

Les déplacements du cristallin, spontanés ou trauma-
tiques, congénitaux ou acquis, sont toujours accompa-
gnés d'astigmatisme irrégulier. Les troubles visuels qui
en résultent sont surtout considérables lorsque le cristallin est luxé, de manière qu'il ne se trouve plus qu'en
partie derrière la pupille. Dans ce cas, une partie des
rayons lumineux (ceux qui traversent le cristallin) se
réunissent sur la rétine, une autre partie très-loin derrière la rétine, comme après l'opération de la cataracte.
Un appareil sténopéique, qui ne laisse pénétrer les rayons

qu'à travers la partie de la pupille dépourvue du cristallin, et un verre convexe choisi comme après l'opération de la cataracte, améliorent dans ces cas la vision d'une manière très-considérable.

L'astigmatisme irrégulier devient excessivement gênant, d'abord parce qu'il diminue fortement l'acuité visuelle; ensuite parce qu'il devient souvent aussi la cause d'asténopie rétinienne, lorsque les personnes atteintes de cette anomalie veulent travailler quand même, et cherchent à se procurer par tous les moyens, surtout en approchant beaucoup les objets, des images rétiniennes dont elles puissent faire usage.

Nous pouvons quelquefois réussir à diminuer les troubles visuels causés par l'astigmatisme irrégulier à l'aide de verres cylindriques, qui corrigent du moins une partie de l'anomalie ; d'autres fois, les astigmates qui se trouvent dans ces conditions préfèrent des verres sphériques, auxquels ils donnent une position oblique devant l'œil. Les appareils sténopéiques seuls, ou combinés avec des verres, sont souvent très-utiles, sinon pour être portés toujours, du moins, par moments, pour améliorer la vision des objets éloignés, ou celle des objets rapprochés pendant le travail.

DOUZIÈME LEÇON.

DES DIFFÉRENCES DE RÉFRACTION DANS LES DEUX YEUX. — DES MOYENS A EMPLOYER DANS CES CAS.

Les anomalies de la réfraction : hypermétropie, myopie, astigmatisme, que nous avons exposées dans les précédentes leçons, existent ordinairement au même degré dans les deux yeux. On a souvent exprimé l'opinion que l'œil droit diffère toujours de l'œil gauche, et cependant il n'y a pas, du moins à l'état normal, d'irrégularité sensible entre les deux yeux. Il est plutôt merveilleux de voir comment tout est symétrique dans les deux organes : grandeur des globes oculaires et des cornées, couleur de l'iris, diamètre de la pupille, etc. Cette symétrie existe non-seulement lorsque les deux yeux sont parfaitement normaux, mais encore dans certains cas d'anomalies congénitales, telles que microphthalmos, cataractes congénitales ; dans la disposition à certaines maladies que nous constatons également des deux côtés ; et enfin dans les anomalies de la réfraction, dont nous rencontrons presque toujours le même degré à droite et à gauche.

Si telle est la règle, il y a cependant des exceptions. La puissance réfringente peut ne pas être la même dans les deux yeux, et ce sont ces cas dont nous allons nous occuper dans ce chapitre. Nous rencontrons sous le rapport de ces différences toutes les variétés possibles : tandis qu'un œil est normal (emmétrope) l'autre est myope, hypermétrope ou astigmate; ou bien il y a myopie, hypermétropie ou astigmatisme dans les deux yeux, mais à différents degrés; ou enfin un œil est myope et l'autre, hypermétrope ou astigmate. Dans ce dernier cas, c'est-à-dire si l'astigmatisme n'existe que d'un côté, c'est presque toujours un astigmatisme myopique si l'autre œil est myope; ou hypermétropique si l'autre œil est hypermétrope; ou mixte si l'autre œil est emmétrope (Donders).

Cette différence dans la réfraction des deux yeux existe presque toujours depuis la naissance; cependant elle peut aussi être acquise comme, par exemple, après l'opération d'une cataracte unilatérale.

Quant à l'usage de ces yeux, différents au point de vue de la réfraction, il faut y distinguer trois possibilités :

1° Les deux yeux, quoique différents, concourent ensemble à la vision, il y a *vision simple binoculaire*.

2° Les deux yeux ne regardent *jamais ensemble*, mais, selon les circonstances, on se sert tantôt de l'un, tantôt de l'autre.

3° Un des deux yeux est *exclu* d'une manière permanente de la vision.

Les sujets qui malgré la différence de réfraction possèdent une vision simple binoculaire, ont des avantages sur ceux des deux autres catégories. L'usage simultané des deux yeux augmente l'acuité de la vision, donne une plus grande étendue au champ visuel, permet de juger du plan et du relief des objets, facilite le jugement de la distance. Ce n'est pas à dire que les borgnes soient privés de ces avantages ; mais ils ont besoin de refaire l'éducation de leur sens de la vue pour arriver à juger du relief et de la distance, éducation qui se fait instinctivement et petit à petit, si la force visuelle d'un des deux yeux se perd progressivement, mais qui manque tout à fait dans les cas où la perte de vision a eu lieu subitement dans un œil. On s'en rend facilement compte en fermant un œil, et en portant son regard sur des objets dont la forme et la distance ne nous sont pas connues déjà par l'expérience acquise préalablement. On voit alors de quel secours nous sont les mouvements musculaires d'adaptation binoculaire.

Pour juger si la vision binoculaire existe chez une personne, on la fait fixer un doigt, et on observe les mouvements de chacun de ses yeux, en les couvrant alternativement avec la main : au moment de couvrir ainsi un œil, on examine attentivement si l'autre conserve sa direction ou s'il ne doit pas faire un petit mouvement pour fixer le doigt qu'on lui présente. Dans le premier cas, il concourait à la vision binoculaire de l'objet fixé ; dans le second, au contraire, son axe optique était dévié et ne prend la bonne direction que lorsque nous fermons l'autre œil.

En cas d'incertitude dans le résultat de cette expérience, nous possédons un moyen de diagnostic plus certain dans l'essai suivant : Nous plaçons un faible prisme avec la base en dehors, devant un des yeux du sujet à examiner : si celui-ci voit d'abord double, et arrive ensuite, par un mouvement de convergence, à voir simple, nous pouvons être sûr qu'il jouit ordinairement de la vision binoculaire.

Lorsqu'il y a différence de réfraction dans les deux yeux, et malgré cela vision binoculaire, le champ d'accommodation, mesuré par la recherche du point le plus éloigné et du point le plus rapproché de la vision distincte, a généralement la même amplitude dans les deux yeux, si l'acuité visuelle est bonne des deux côtés. On pourrait donc croire que par des efforts d'accommodation différents, les deux yeux arriveraient à posséder la même réfraction : c'est ce que pensait Buffon, et il voyait même là dedans la cause du strabisme. Cependant M. Donders a prouvé, par des expériences très-concluantes, que c'est une erreur, et qu'en réalité les efforts d'accommodation sont toujours les mêmes dans les deux yeux. Si donc, malgré la différence de réfraction et malgré l'impossibilité de compenser cette différence par des efforts d'accommodation inégaux dans les deux yeux, il existe une vision binoculaire, nous sommes obligés de reconnaître qu'elle a lieu, quoique les images dans les deux yeux soient de grandeur un peu différente (puisque le point nodal est à une distance variable de la rétine suivant les différences de réfraction), et quoiqu'une des images ne soit jamais complétement nette. Mais dans l'intérêt de la vision binoculaire dont nous avons exposé plus haut les grands avantages, le malade passe par dessus ces petites inégalités.

Dans une seconde série de sujets chez lesquels il existe

une différence dans la puissance réfringente des deux
yeux, nous observons que les personnes se servent alternativement, tantôt d'un œil tantôt de l'autre. Il n'y a plus
de vision binoculaire ; le sujet atteint de cette anomalie
fait abstraction dans l'acte de la vision de la moins nette
des deux images rétiniennes : l'œil dont il se sert le moins
se dévie légèrement, mais concourt cependant, lorsque la
déviation a eu lieu vers la tempe, à l'agrandissement
du champ visuel commun des deux yeux. De temps en
temps, selon les circonstances particulières de la vision
et du genre d'occupation, cet œil légèrement dévié est
employé seul et reste ainsi préservé de l'amblyopie
qui atteint sans cela tout œil dévié d'une manière
permanente. Généralement un des yeux sert pour la vue
de près, l'autre pour la vue de loin : cela surtout lorsqu'un
des yeux est myope et l'autre hypermétrope ou emmétrope. Le sujet travaille avec l'un ou l'autre de ses yeux
suivant les besoins du moment.

Dans la troisième série des cas de différences de réfraction dans les deux yeux, le sujet ne se sert jamais que
d'un œil et toujours du même, l'autre étant exclu tout à
fait de la vision. Cet état se rencontre surtout dans les cas
d'amétropie très-prononcée, surtout de myopie forte, et
lorsqu'il existe encore une autre cause (taie de la cornée,
opacités du cristallin, amblyopie), produisant un défaut
particulier de netteté pour une des images rétiniennes.
Dans ce cas, l'un des yeux subit une déviation, et à la suite
de cette dernière, un affaiblissement progressif de l'acuité
visuelle. L'œil faible peut se dévier en dedans ou en dehors ;

dans le premier cas, le champ visuel binoculaire est toujours restreint ; dans le deuxième cas, au contraire, il s'étend du côté de l'œil dévié, car celui-ci peut atteindre des objets situés de son côté que l'autre œil ne voit plus. Les cas où un œil se dévie, surtout lorsque cela arrive dans l'enfance, sont toujours très-dangereux pour la vision, qui s'affaiblit alors progressivement, à moins qu'on n'exerce l'œil dévié à part. Si l'on néglige ces exercices, la tache jaune perd en premier lieu sa sensibilité particulière, et, par conséquent, la vision centrale devient d'abord moins nette ; l'œil ne pointe plus bien sur l'objet quand on fait fermer l'autre ; son axe optique est dirigé à droite ou à gauche du point envisagé ; il y a *fixation excentrique*, et diminution de plus en plus prononcée de l'acuité visuelle. La vue arrive enfin à se perdre presque entièrement par défaut d'usage, sans que l'on observe d'atrophie de la papille ou de la rétine. Il est vrai que par des exercices méthodiques de lecture et d'orientation, dont nous avons parlé ailleurs (voy. leçon V), on peut, dans les cas où l'amblyopie n'est pas encore très-avancée, ramener la vision à un état plus parfait.

Jusqu'ici nous avons eu en vue les différences de réfraction congénitales ou développées, par exemple à la suite d'une myopie devenue progressive d'un côté. Mais il est des cas où cette différence est *acquise*, et parmi ceux-ci, il faut citer surtout les cas très-importants où, de notre propre volonté, nous créons cette différence de réfraction par l'opération de cataracte unilatérale.

On s'est demandé longtemps si l'on devait opérer

alors que le second œil est sain. M. de Graefe (1), recherchant comment se fait l'acte de la vision, lorsqu'il existe une aphakie unilatérale, arrive à la conclusion que « tout étant pris en considération, l'opération de la cataracte faite d'un côté seulement, présente de nombreux avantages, n'a aucun désavantage marquant, et est, par conséquent, toujours indiquée lorsqu'on possède un espoir assez assuré de succès ». — Le moins de gravité de l'opération chez les enfants est une raison de plus pour leur procurer tous les avantages d'une vision avec les deux yeux. Dans un certain nombre de cas, on obtient après l'opération une vision binoculaire, et même lorsqu'elle fait défaut, l'œil opéré concourt cependant à l'agrandissement du champ visuel ; exercé à part, il conserve sa force et pourra suppléer l'autre en cas d'accident ; enfin l'expérience a démontré que l'acuité visuelle générale est augmentée après l'opération de l'œil cataracté.

Quant aux cas, où la différence d'adaptation des yeux dépend d'un affaiblissement ou de la paralysie du pouvoir accommodatif dans un œil, nous nous en occuperons lorsque nous traiterons les anomalies de l'accommodation.

Quels sont les moyens à employer dans ces cas de différence de réfraction ? La réponse à cette question dépend en premier lieu de l'existence ou de l'absence de la vision binoculaire. Lorsque nous reconnaissons son existence par les moyens indiqués plus haut, la première

____

(1) Voyez *Arch. f. ophthalmologie*, 1856, t. II, vol. 2, p. 177.

indication est de la conserver, et si, par hasard, elle n'existe que pour une certaine distance ou pour une certaine partie du champ visuel, de l'étendre aussi loin que possible.

Lors donc qu'un individu a possédé la vision binoculaire jusqu'au moment de notre examen, malgré la différence de réfraction de ses deux yeux, et qu'il réclame des lunettes, soit pour voir de loin lorsqu'il est myope, soit pour travailler s'il est hypermétrope, il faut nous garder de vouloir lui donner, quand même, des verres de force différente pour les deux yeux. En choisissant des verres appropriés à la force de réfraction de chacun des deux yeux, on rend, il est vrai, la vision normale dans chacun d'eux, mais on change en même temps la grandeur des deux images rétiniennes, et l'on risque par là de troubler la vision simple binoculaire et d'amener l'exclusion d'un œil, en altérant les conditions dans lesquelles les sujets s'étaient habitués à voir simple des deux yeux, sans verres.

Cependant, nous devons dans ces cas nous laisser guider par la façon dont la vision des individus se comporte lorsque nous leur choisissons des lunettes. Généralement, on commence par l'œil qui voit le plus nettement; car c'est ordinairement aussi celui qui nécessite le verre le plus faible. On choisit pour cet œil le verre que l'état de sa réfraction exige et d'après les règles établies. Si le même verre employé simultanément pour l'autre œil conserve la vision binoculaire et fournit une bonne acuité visuelle, il n'y a pas de raisons de donner des verres différents aux deux yeux. Dans d'autres cas, la force de la vision ne pourrait pas suffire, et il faudrait essayer alors l'effet de lunettes dont chaque verre corrigerait plus parfaitement l'anomalie de chaque œil. Si malgré la différence de verres, les sujets voient simple des deux yeux à la fois, et qu'en même temps leur vision est notablement améliorée par les lunettes, on leur en permettra l'usage. Cette condition n'est remplie en général que lorsque la différence entre la force des deux verres n'est pas très-grande.

Il arrive souvent aussi que l'usage de verres pareils en force ne satisfait pas les malades; d'autre part, nous ne pouvons leur donner des verres dont chacun correspond exactement au degré de l'amétropie, parce que la vision binoculaire en souffrirait. Il faut alors essayer, pour l'œil le plus amétrope, des verres un peu plus forts que celui de l'autre œil et rechercher si l'acuité de la vision en est améliorée. Supposons, par exemple, qu'une personne a une myopie 1/10 d'un côté, 1/5 de l'autre. Si nous lui donnons des verres concaves n° 10 pour les deux yeux, sa vision ne le satisfait pas; si nous lui donnons n° 10 pour un œil, n° 5 pour l'autre, il verra très-bien avec chaque œil à part, mais la vision binoculaire serait probablement abolie à la suite des différences dans la grandeur des images rétiniennes. Pour éviter cet inconvénient, nous pouvons alors essayer de remplacer le verre concave n° 5 par un verre plus faible, et il arrivera souvent qu'avec une lentille concave n° 7 ou 8 de ce côté, et n° 10 de l'autre œil, nous améliorons sa force visuelle, tout en conservant à ce malade les avantages de la vision binoculaire.

Dans les cas de myopie, on prescrira généralement le verre qui correspond au degré de myopie le plus faible, puis un verre un peu plus fort pour l'autre œil. Dans l'hypermétropie, un verre un peu trop fort d'un côté n'aurait pas les mêmes inconvénients que dans la myopie.

Dans les deux autres séries de cas, c'est-à-dire lorsque la vision binoculaire simple est détruite, notre tâche est beaucoup plus facile ; l'œil dont le malade se sert habituellement doit être mis d'abord, par le verre approprié à son état de réfraction, dans les meilleures conditions de vision, et notre attention se portera ensuite sur l'œil habituellement dévié, afin de le faire exercer, de manière à conserver sa force visuelle. Ces exercices, dont nous avons déjà donné une description détaillée (p. 98) en parlant du strabisme convergent, se font ou à l'aide d'un verre convexe en cas d'amblyopie avec hypermétropie, ou avec un verre concave en cas de myopie forte. Lorsque la force visuelle est satisfaisante dans les deux yeux, il arrive souvent que l'un des yeux sert pour la vue à distance, l'autre pour la vue de près. Cela a lieu dans les cas relativement rares, où un œil est hypermétrope tandis que l'autre est myope. C'est alors le premier dont les sujets se servent généralement pour la vue à distance. Lorsque les deux yeux sont myopes, mais à des degrés différents, c'est le moins myope qui sert à la vision de loin. Dans ces cas, il faut prendre garde que les myopes, qui généralement aiment les verres forts, ne soient pas pourvus de lunettes adaptées à leur œil le plus myope : nous avons dit quels étaient les dangers des verres trop

forts dans la myopie en traitant de cette anomalie, et
nous n'insisterons pas davantage sur ce point.

Chez des individus jeunes encore, chez lesquels, à
la suite de différences dans la réfraction des deux yeux,
la vision binoculaire n'existe pas, nous essayons toujours de la ramener, et si la patience du malade ne nous
fait pas défaut, nous réussissons souvent. Dans ce but,
nous commençons par faire exercer à part celui des deux
yeux qui ne sert pas habituellement à la vision, et qui, à
la suite de cette exclusion, a perdu de sa force visuelle.
Lorsque l'acuité visuelle a ainsi suffisamment gagné, il
est assez facile de provoquer la vision avec les deux yeux,
c'est-à-dire la diplopie. Souvent cette dernière s'établit
spontanément ; sinon nous la provoquons à l'aide d'exercices particuliers faits avec le stéréoscope ou avec des
verres prismatiques. En se servant des prismes, on fait
bien de placer au moment des exercices, devant l'œil
dont le malade se sert habituellement, un verre coloré
(violet) ; puis on choisit la flamme d'une bougie, présentée
à 6 ou 8′ de distance, comme objet de fixation. Par l'emploi d'un verre prismatique dont la base est dirigée en
haut ou en bas devant l'autre œil, on réussit à rendre
visibles au malade les deux images différemment colorées
venant de ses deux yeux, surtout si l'on cache par moment un des yeux avec la main et qu'on le découvre subitement. Après avoir répété cette expérience pendant quelque
temps, le malade se rend facilement compte de sa diplopie,
même sans l'interposition des verres. La distance des
deux images — croisées ou homonymes selon que la
déviation de l'œil a eu lieu vers la tempe ou vers le nez

— est naturellement d'autant plus grande que la déviation même est plus prononcée. Il est aisé de comprendre que, dans le cas d'une forte déviation, l'image de l'objet fixé est reçue par une partie périphérique de la rétine, et par conséquent que cette image est assez faible et bien moins distincte que celle reçue par l'autre œil. Cette faiblesse de l'image fait que le malade l'aperçoit à grand'peine ; si nous voulons réussir dans notre traitement, il faut souvent rendre cette image plus intense, en la projetant sur une partie plus voisine de la tache jaune. Un prisme placé devant l'œil dévié avec son sommet dirigé dans le sens de la déviation produit ce résultat. — Lorsque la vision avec les deux yeux a ainsi acquis la force nécessaire, il faut rechercher la cause qui s'oppose à l'accomplissement de la vision binoculaire. Est-ce la déviation strabique facilitée par la différence de la puissance réfringente des deux yeux ? est-ce cette différence de réfraction seule ? Dans ce dernier cas, nous corrigerons immédiatement ces défauts de réfraction d'après les règles indiquées plus haut, tandis que l'importance de la déviation nous obligera dans une autre série de ces cas, de rétablir d'abord l'équilibre des forces musculaires d'après les lois valables pour l'opération du strabisme. Dans les deux ordres de cas que nous venons de signaler, il sera toujours indispensable d'employer après la correction des défauts optiques des yeux, les exercices méthodiques qui fortifient l'accomplissement de la vision binoculaire, jusqu'à ce que cet acte se fasse sans la moindre difficulté.

Lorsque l'œil dévié est atteint d'un fort degré d'amétropie (M 1/4, H 1/6, par exemple), le malade se croit souvent aveugle de cet œil ; il faut l'en dissuader, et ramener peu à peu la force visuelle de cet œil par l'emploi du verre correcteur et par des exercices méthodiques, puisqu'à un moment donné cet œil peut lui devenir très-utile. Ces précautions sont surtout importantes après une opération de cataracte monolatérale ; l'œil opéré doit être exercé à part, à l'aide de verres convexes, pendant quelques minutes, plusieurs fois par jour. Disons ici, en passant, que la grande différence de réfraction des deux yeux qui résulte d'une opération de cataracte unilatérale, ne peut devenir cause du développement d'une déviation de l'œil opéré, quand même l'acte binoculaire ne peut pas être rétabli. En effet, la vision des deux yeux ayant été déjà abolie par la formation de la cataracte même, le strabisme se serait déjà montré avant l'opération.

On a accusé les différences de réfraction entre les deux yeux d'être une cause du strabisme, et nous devons reconnaître la légitimité de cette assertion, si l'on veut bien la restreindre aux cas où la prédisposition au strabisme existe dans le défaut d'équilibre des forces musculaires de l'œil en général, par exemple, dans l'insuffisance des muscles droits internes. Un défaut d'équilibre entre les forces adductrices (qui tirent l'œil vers l'angle interne) et les forces abductrices du globe oculaire (qui l'attirent vers l'angle externe) est peut-être moins rare que l'on ne serait disposé à le croire ; si malgré cela le strabisme ne s'établit pas plus fréquemment, c'est qu'à l'état normal la prédisposition au strabisme est combattue, souvent efficacement, par la tendance innée de voir simple avec les deux yeux. Pour satisfaire à cette tendance, nous sommes obligés de diriger nos yeux de manière que les axes optiques s'entrecroisent sur le point que nous regardons, et que les images identiques puissent se former sur les taches jaunes. En un mot, l'acte de la vision binoculaire gouverne les mouvements de nos yeux et peut empêcher la production du strabisme, quand même l'équilibre des forces musculaires de chaque œil ne serait pas parfait. Par contre, lorsqu'une raison quelconque gêne dès l'enfance l'accomplissement de la vision binoculaire, et qu'un œil seul est employé de préférence, l'autre peut se dévier dans la direction de la plus grande force musculaire. C'est ainsi qu'une différence de réfraction entre les deux yeux, devenant un obstacle à la vision binoculaire, favorisera le développement du strabisme, quand les yeux y sont prédisposés par un défaut d'équilibre dans leurs forces musculaires; tandis que cette même prédisposition aurait été combattue, si rien ne s'était opposé à l'accomplissement de la vision binoculaire normale.

Une question importante qui se présente ici est celle de savoir si l'on doit opérer les strabismes survenant dans ces conditions. Nous avons déjà vu plus haut que cette opération devient nécessaire si l'on se propose de rétablir une vision simple normale des deux yeux, et nous la conseillons toutes les fois que les chances d'un tel rétablissement paraissent sérieuses. Si dans un certain nombre de cas, les exercices méthodiques exécutés à l'aide des prismes et du stéréoscope, sont d'une très-grande valeur chez ces malades pour stimuler la tendance à la vision binoculaire, il reste néanmoins nécessaire de pratiquer l'opération du strabisme qui rétablit d'emblée l'équilibre des forces musculaires, abrége notablement la durée du traitement orthopédique, et garantit plus efficacement contre toute rechute. Après avoir ainsi supprimé la prépondérance fonctionnelle du muscle déviateur, il faut activer et consolider, par l'emploi des verres appropriés, la faculté acquise de voir binoculairement.

Dans les cas où le rétablissement d'une vision normale avec les deux yeux ne paraît pas possible, l'opération du strabisme ne peut se proposer qu'un but cosmétique, c'est-à-dire celui de rendre à la physionomie, autant que possible, son expression naturelle. C'est dans ces derniers cas surtout que l'opérateur, s'il veut atteindre son but, doit suivre rigoureusement les préceptes établis de la manière la plus précise par M. de Graefe, pour les différentes variétés du strabisme et pour tous les degrés de la déviation.

TREIZIÈME LEÇON.

DE L'ACCOMMODATION ET DE SES AFFECTIONS. — ROLE DU SYSTÈME NERVEUX DANS LES PHÉNOMÈNES DE L'ACCOMMODATION. — EFFET DES MYDRYATIQUES ET DES MYOTIQUES. — PARALYSIE ET SPASME DE L'ACCOMMODATION.

Au début de ces leçons, nous avons exposé en détail les phénomènes de l'accommodation, le mécanisme et les organes de cette fonction de l'œil. Nous n'avons donc pas besoin de rappeler ici, autrement que par quelques mots, que l'accommodation est la force particulière à l'aide de laquelle l'œil s'adapte à toutes les distances moindres que celle du point le plus éloigné de sa vision distincte (*punctum remotissimum*). Cette adaptation, sans laquelle la vision des objets rapprochés serait impossible, se produit à l'aide de changements dans la courbure des faces du cristallin, réalisés sous l'influence de la contraction du muscle ciliaire. Bien que tous les physiologistes ne soient pas complétement d'accord sur son mode d'action, le muscle ciliaire est cependant reconnu aujourd'hui comme l'agent principal de l'accommodation de l'œil.

Quant aux anomalies de cette accommodation, que nous voulons étudier maintenant, nous avons déjà insisté sur la nécessité de ne pas les confondre avec celles de la réfraction. Tandis que ces dernières peuvent être considérées comme dépendant d'irrégularités dans la forme de l'œil, les affections de l'accommodation ont leur cause soit dans le cristallin, soit dans le muscle ciliaire. Nous avons déjà dû traiter, à l'occasion de l'hypermétropie, une de ces anomalies : l'absence du cristallin, l'aphakie, qui, tout en abolissant complétement l'accommodation, amène aussi une hypermétropie excessive. Il nous reste donc à parler des anomalies de l'accommodation produites par l'irrégularité d'action du muscle ciliaire. Cette action peut faire défaut ou être trop faible (paralysie et parésie du muscle ciliaire) ; elle peut aussi être exagérée et irrégulière (spasme du muscle ciliaire). En étudiant l'influence que l'âge exerce sur la vision (voy. p. 63), nous avons déjà parlé de l'affaiblissement progressif de l'accommodation, et nous avons exposé les phénomènes de la *presbyopie* (voy. p. 65), que nous considérons comme un phénomène normal d'insénescence. Nous aurons donc à étudier encore deux affections, à savoir : 1° la paralysie, 2° le spasme de l'accommodation.

Puisque ces maladies, comme toutes les maladies musculaires, résultent elles-mêmes souvent de troubles d'innervation, il nous paraît utile de faire précéder l'exposé de ces affections de quelques considérations sur l'innervation du muscle ciliaire.

L'accommodation, nous l'avons vu, s'effectue à l'aide d'un changement de forme du cristallin, qui devient plus convexe sous l'influence des contractions du muscle ciliaire (voy. leçon I). En même temps que le cristallin change de forme, la pupille se rétrécit et les muscles

droits internes se contractent, de façon à diriger les lignes
visuelles sur l'objet regardé. Ce fait devait faire pré-
sumer que ces trois ordres de mouvements s'exécutent
sous l'influence d'un même nerf. En effet, les observations anatomiques et physiologiques nous prouvent
que le muscle de l'accommodation, le muscle circulaire
de l'iris et le muscle droit interne sont tous innervés par
la troisième paire des nerfs crâniens, le *nerf moteur oculaire commun*.

Disons d'abord quelques mots des mouvements de
l'iris. On distingue dans l'iris deux ordres de fibres
musculaires : les unes circulaires, très-apparentes, constituent un vrai *sphincter* de l'iris ; les autres radiées,
peu apparentes, peu nombreuses, semblent appartenir
au riche lacis vasculaire de l'iris plutôt que constituer
un muscle antagoniste du sphincter : la dilatation *ad
maximum* de la pupille que l'on observe, comme nous le
verrons plus tard, par l'irritation du grand sympathique,
lors même que la pupille, à la suite d'une section de la
troisième paire, est déjà dilatée, peut aussi bien tenir aux
resserrements des vaisseaux qu'à la contraction de ces
fibres musculaires radiées.

Ainsi, en parlant des mouvements de l'iris, nous aurons
surtout en vue les mouvements du sphincter. Ces mouvements peuvent être considérés comme des mouvements réflexes, lorsqu'ils ont lieu sous l'influence de la
lumière. Cette dernière, qu'elle entre par la pupille ou
à travers la sclérotique, frappe la rétine et y produit un
ébranlement qui, transmis aux centres nerveux par le
nerf optique, se traduit par un mouvement réflexe du

sphincter de l'iris et par le rétrécissement de la pupille. Le cercle de cette action est formé par le nerf optique et la troisième paire, de sorte que ce mouvement réflexe n'a plus lieu, quand l'un ou l'autre nerf a été coupé. D'ailleurs on a la preuve que la lumière agit par action réflexe, et non directement sur l'iris ; en effet, la pupille se rétrécit quand, au lieu de laisser pénétrer la lumière dans l'œil par l'ouverture irienne, on fait tomber des rayons lumineux, concentrés par une lentille, sur la sclérotique à la partie externe de l'œil. Cette contraction de l'iris par action réflexe, sous l'influence de la lumière, persiste pendant un certain temps après la mort. D'ailleurs, disons-le en passant, l'influence de l'atropine sur la dilatation de la pupille se fait aussi sentir quelque temps encore après la mort, ou lorsque l'œil a été extirpé.

Cette contraction de la pupille a encore lieu dans un œil mis à l'abri de la lumière, ou dans un œil amaurotique, lorsque la lumière frappe l'autre œil. Ainsi, par exemple, observez la pupille de l'œil droit d'un individu regardant vers une fenêtre, tandis qu'avec votre main vous cachez par moment son œil gauche. Vous verrez cette pupille se rétrécir au moment où vous ôtez votre main de devant l'autre œil et se dilater toutes les fois que l'autre œil est dans l'ombre. L'influx nerveux déterminé par l'action de la lumière, se répartit également sur l'un et l'autre nerf moteur, d'où contraction simultanée des deux iris.

La contraction du sphincter de l'iris (rétrécissement de la pupille) se produit enfin pendant les efforts d'accommodation. C'est la volonté qui produit ce mouvement, alors même que nous n'en avons pas conscience. Donders fait très-justement remarquer que nous n'avons pas conscience non plus des mouvements imprimés aux cordes vocales lorsque nous parlons plus ou moins haut, et cependant ces mouvements sont éminemment volontaires, puisque nous modifions à volonté la hauteur des sons émis. Il en est de même des mouvements du muscle ciliaire et de l'iris qui se produisent quand nous voulons regarder de près.

Il est assez facile de vérifier sur soi-même l'exactitude de ce que nous venons de dire sur les mouvements de l'iris. En effet, lorsqu'on regarde à travers une petite ouverture pratiquée dans un écran opaque, tenue très-près de l'œil et tournée contre la lumière, on aperçoit un disque circulaire et lumineux qui représente la grandeur de la pupille. En répétant les expériences soit au point de vue de l'influence de la lumière, soit par rapport à l'accommodation, on peut ainsi étudier les changements dans les dimensions de cette ouverture.

Par des essais au moyen des prismes et des verres convexes ou concaves, dont nous avons déjà parlé dans une autre occasion (voy. p. 24), on peut se convaincre qu'il existe un certain degré d'indépendance réciproque entre les mouvements d'accommodation, les mouvements de convergence et les mouvements pupillaires. En effet, la pupille se rétrécit en même temps que la convergence se produit, lorsqu'on regarde de près, les yeux armés de verres convexes. Elle se rétrécit encore, lorsqu'on supprime le mouvement de convergence par l'emploi d'un prisme à base interne ; de même, lorsqu'on regarde de loin à travers des verres concaves, ce qui met en jeu l'accommodation sans qu'il y ait convergence.

Après ces observations sommaires sur les mouvements de l'iris, revenons aux mouvements accommodatifs et au muscle qui les produit, au muscle ciliaire; étudions brièvement l'innervation de ce muscle et du sphincter irien. Les nerfs qui y aboutissent proviennent du *ganglion ophthalmique ou ganglion ciliaire*, et perforent, au nombre de douze à seize, la sclérotique près du nerf optique; ils s'avancent entre la sclérotique et la choroïde jusqu'au corps ciliaire. Là ils se divisent, présentent, d'après les recherches de Krause (1), quelques renflements à cellules nerveuses, et se distribuent au muscle de l'accommodation, à l'iris et à la cornée. En dehors de ces rameaux, le *nerf naso-ciliaire*, provenant directement de la cinquième paire, donne quelques filets sensitifs au corps ciliaire, à l'iris et à la conjonctive (2).

Ce qu'il est important de connaître, ce sont les origines du ganglion ciliaire, ses racines. Il y en a trois : une provient du *nerf moteur oculaire commun;* une seconde, du rameau naso-ciliaire de la branche ophthalmique *du trijumeau;* une troisième, de la portion cervicale supérieure du *grand sympathique.* Dans l'intérieur du ganglion ophthalmique, se trouvent naturellement des cellules nerveuses. Le rôle joué par chacune de ces trois racines dans l'innervation de l'œil a été bien élucidé

(1) Voyez C. Krause, *Anatomie*, 2ᵉ édit., vol. I, p. 526.

(2) Voyez Cl. Bernard, *Leçons sur la physiologie et la pathologie du système nerveux*, t. II, p. 86.

par des expériences physiologiques, en particulier par des sections nerveuses. Le nerf moteur oculaire commun innerve le muscle de l'accommodation et le muscle circulaire de l'iris. Lorsqu'on coupe la troisième paire, la pupille se dilate, l'accommodation est paralysée; lorsqu'on irrite le bout périphérique du nerf coupé, la pupille se resserre, le cristallin devient plus convexe.

Le grand sympathique a une action inverse : sa section produit un certain degré de resserrement pupillaire (1), en même temps qu'une dilatation des vaisseaux de l'œil; son excitation dilate la pupille, même après section de la troisième paire. Que cette action du grand sympathique porte sur les fibres radiées de l'iris ou sur les fibres musculaires des vaisseaux, lesquels en se resserrant produiraient la mydriase, l'effet n'en est pas moins le même.

La cinquième paire donne la sensibilité au globe de l'œil ; elle est sans influence sur la mobilité, mais après sa section, l'œil devenu insensible, ne se dérobe plus par le clignement des paupières à l'injure des agents extérieurs. Dans des expériences très-curieuses de Cl. Bernard et de Snellen, on a vu l'œil du lapin se perdre par fonte purulente de la cornée après la section de la cinquième paire, ce qui n'arrivait pas lorsqu'on avait le soin de protéger cet œil en amenant, par une suture, l'oreille de l'animal au devant de l'œil insensible.

---

(1) L'influence du grand sympathique sur la pupille est mentionnée pour la première fois, en 1727, par M. Petit, *Mémoire dans lequel il est démontré que les nerfs intercostaux fournissent des rameaux qui portent des esprits dans les yeux* (*Histoire de l'Académie royale des sciences*. Année 1727).

Après cet exposé de l'innervation du muscle ciliaire, occupons-nous des symptômes qui résultent des anomalies dans l'action de ce muscle. Nous commencerons par la description des cas où cette action fait plus ou moins défaut, c'est-à-dire des cas de *paralysie* ou de *parésie de l'accommodation*.

Il y a une paralysie du muscle ciliaire que nous pouvons produire volontairement par l'emploi des *mydriatiques*, c'est-à-dire des médicaments qui amènent la dilatation de la pupille. Puisque nous pouvons étudier à volonté, dans cette paralysie artificiellement produite, tous les phénomènes de la maladie qui nous occupe, il sera utile d'entrer dans quelques détails sur l'emploi des mydriatiques et de leur effet.

Dans l'antiquité déjà, on connaissait des plantes dont le suc dilatait la pupille : aucune n'agit dans ce sens mieux que la belladone. On emploie maintenant plutôt l'alcaloïde extrait de la belladone, c'est-à-dire l'atropine, ou plus souvent le sulfate d'atropine, plus soluble, qui présente l'avantage d'agir à dose minime. On fait aussi usage d'une gélatine ou d'un papier trempé dans une solution d'atropine, papier divisé en petits carrés, dont chacun contient 1 milligramme de sulfate d'atropine; on introduit ces petits carrés dans le sac conjonctival, d'où on les retire lorsque l'atropine, délayée par les larmes, a été absorbée.

L'action de l'atropine se manifeste par deux phénomènes : 1° la dilatation de la pupille; 2° la paralysie de l'accommodation, qui survient un peu plus tard. Cette action est d'autant plus rapide et plus durable que la solution est plus forte; les effets de l'atropine sont aussi plus énergiques chez l'enfant que chez l'adulte. Une solution au 500ᵉ commence à agir après vingt minutes; après quarante à cinquante minutes, la dilatation de la pupille est au maximum ; elle dure ainsi pendant plusieurs jours, puis diminue petit à petit. La paralysie de l'accommodation survient environ une heure après la première instillation. Une solution au 20 000ᵉ produit encore une dilatation de la pupille qui disparaît après vingt-quatre heures; mais l'effet de cette solution sur l'accommodation est nul. Il faut d'ailleurs ajouter que l'effet de l'atropine, abstraction faite du degré de concentration de la solution employée, varie aussi selon l'état des yeux auxquels nous l'appliquons.

Quels sont maintenant les symptômes de la paralysie artificielle produite par l'atropine? Le premier, celui qui frappe d'abord l'observateur, est la dilatation de la pupille, la *mydriase*. La pupille devient tout à fait immobile, ne réagit plus sur l'excitant habituel, la lumière, et peut se dilater à tel degré que l'iris devient presque entièrement invisible. — La paralysie de l'accommodation ne peut être reconnue que par l'examen fonctionnel de l'œil, et ses symptômes varient suivant le pouvoir réfringent de l'œil, c'est-à-dire suivant que l'individu est emmétrope, myope ou hypermétrope.

Lorsque la paralysie de l'accommodation survient dans un œil normal (emmétrope), la vision des objets éloignés est nette, tandis que la vision des objets rapprochés est confuse. Des verres convexes améliorent la vision des objets rapprochés, mais chaque verre ne pourra servir

que pour une distance déterminée (celle de son foyer);
pour voir nettement à différentes distances, il faudra des
verres différents, et c'est à peine si ces derniers laissent
quelque latitude à la vision. — Chez un sujet atteint de
myopie, la paralysie de l'accommodation cause d'autant
moins de gêne que la myopie est plus forte, parce qu'il peut
encore lire à la distance de son *punctum remotissimum*,
qui n'a pas changé de place. — Pour les hypermétropes,
chez lesquels, comme nous l'avons montré précédemment,
la vision distincte ne s'effectue que par des efforts d'accommodation, la paralysie de cette dernière produit un trouble
visuel tel qu'ils ne peuvent guère voir distinctement, même
de loin, sans verres convexes. Ils souffrent, par conséquent, beaucoup plus de la suppression de leur accommodation que ceux qui ont des yeux normaux ou myopes.

En dehors de ces phénomènes, il en existe encore un
dans l'œil dont l'accommodation a été paralysée, celui de
la *micropsie :* les objets paraissent plus petits, parce que
nous les croyons plus rapprochés qu'ils ne sont. Nous
jugeons en effet de la distance des objets, surtout par les
efforts d'accommodation que nous faisons pour les voir
nettement. Lorsque ces efforts, après paralysie de l'accommodation, restent sans résultat, les objets nous paraissent plus rapprochés qu'ils ne sont réellement, analogue au phénomène bien connu qu'un poids paraît plus
lourd à un bras affaibli par un accès de paralysie. On croit
donc dans ce cas la distance moindre qu'elle ne l'est en
réalité, et, attendu que l'angle visuel n'est pas devenu
plus grand, on s'imagine l'objet plus petit (Donders).

Pour l'œil atropinisé, les objets, à la suite de la largeur insolite de la pupille, paraissent beaucoup plus fortement éclairés, et cette clarté extraordinaire devient la cause d'éblouissements. Si un œil seul est sous l'influence de l'atropine, la vue en est d'autant plus troublée, parce que la clarté de l'image nette, venant de l'autre œil, est très-faible, par rapport à celle de l'image diffuse dans l'œil atropinisé.

Reste enfin la question de savoir par l'intermédiaire de quels nerfs l'atropine absorbée exerce l'action que nous venons d'étudier. Et d'abord ce médicament, porté sur la conjonctive, agit-il seulement après résorption générale ? L'atropine paraît agir directement sur les nerfs de l'iris et du muscle ciliaire en passant en substance dans l'humeur aqueuse. En faveur de ce fait, parle d'abord l'observation que l'action de l'atropine est d'autant plus rapide que la cornée est plus mince. Pour en fournir plus directement la preuve, M. de Graefe a enlevé des couches de cornée chez des chiens qu'il a atropinisés ensuite, et il a pu constater que la dilatation de la pupille commença en premier lieu dans l'œil où la cornée avait été amincie. D'autres expériences, fréquemment répétées, ont démontré que l'atropine appliquée autour de l'œil, ne produit d'effet que s'il en entre un peu dans l'œil même ; car, à la suite d'onctions belladonées, faites dans des points plus éloignés, on n'obtient pas de dilatation de la pupille, à moins que l'épiderme ne soit enlevé ou ramolli ; et, dans ce cas, la substance toxique est absorbée et elle agit sur les deux yeux. La preuve que l'instillation fait pénétrer l'atropine directement dans les milieux de l'œil par absorption de la cornée, est encore fournie par le fait qu'après l'instillation d'atropine, l'humeur aqueuse, recueillie par une paracentèse de la chambre antérieure, devient mydriatique. L'atropine passe donc en nature dans la chambre antérieure (1).

L'hypothèse autrefois admise que l'effet de la belladone sur l'œil devait être expliqué par l'action de ce médicament sur les tubercules quadrijumeaux (Flourens) ou sur le tronc du sympathique, a dû être abandonnée devant la preuve évidente que l'action de l'atropine est indépendante de toute influence cérébrale, puisqu'elle agit même sur un animal décapité et sur un œil arraché de l'orbite. — Il n'est pas admissible non plus que cette substance agisse directement sur les fibres musculaires, car elle exercerait alors son influence aussi bien sur celles qui font contracter la pupille que sur les autres, et il n'en pourrait résulter un agrandissement considérable de l'ouverture pupillaire.

On s'arrête donc généralement à l'idée que l'atropine agit sur les fibres nerveuses ou sur les cellules ganglionnaires, mais elle doit influencer différemment les différents nerfs qui animent l'iris ou le muscle ciliaire. Le seul fait aujour-d'hui bien prouvé, c'est que cette substance détruit l'excitabilité du nerf de la troisième paire : elle agit en paralysant les filets nerveux de l'oculo-moteur commun qui entrent dans le sphincter de l'iris et dans le muscle ciliaire. L'atropine paraît avoir une action excitante sur les terminaisons du sympathique. En effet, on obtient par l'em-

____

(1) Voyez, pour plus de détails, l'excellente thèse du docteur Meuriot, *De la méthode physiologique et thérapeutique et de ses applications à l'étude de la belladone.* Paris, Asselin, 1868.

ploi de cet alcaloïde une dilatation plus complète de la pupille, dans les cas de paralysie de la troisième paire. Faut-il considérer ce fait comme une preuve directe de l'existence d'un muscle dilatateur innervé par le sympathique? Certainement non, car l'excitation de ce même nerf produit en même temps la contraction des vaisseaux de l'iris qui peut alors s'effacer davantage. Ainsi s'expliquerait également la dilatation *ad maximum* de la pupille que l'on observe après l'instillation d'atropine.

Le fait que l'emploi de ce médicament calme fréquemment des douleurs intra-oculaires, fait admettre généralement son action stupéfiante sur le nerf de la cinquième paire, qui est le nerf de la sensibilité de l'œil; mais il suffirait déjà, pour expliquer l'action favorable de l'atropine sur l'état inflammatoire de l'œil, de se rappeler son effet sur les muscles de l'iris et sur le muscle ciliaire, que l'emploi de l'atropine met au repos ainsi que les parties que le muscle ciliaire fait mouvoir (zonule, choroïde, corps vitré); et à tout cela il faut ajouter encore que l'atropine diminue en même temps la pression intra-oculaire.

Cette paralysie de l'accommodation, que nous venons d'envisager comme résultant de l'emploi de l'atropine, se montre aussi, indépendamment de cette substance, à la suite de différentes affections. Tous les yeux emmétropes ou amétropes y sont sujets et peuvent en être atteints à tout âge. Mais les phénomènes, à peine marqués chez le vieillard qui est déjà presbyte, sont très-apparents chez le jeune homme. — La paralysie de l'accommodation est un des symptômes de la paralysie de la troisième paire.

Ce nerf moteur oculaire commun innervant, en outre, les muscles : releveur de la paupière supérieure, droit interne, droit supérieur, droit inférieur, petit oblique et sphincter de l'iris, on observe souvent en même temps avec l'abolition du pouvoir d'accommodation, des paralysies dans les mouvements oculaires correspondantes à l'action de l'un ou de plusieurs des muscles nommés. Cependant l'accommodation peut être seule paralysée, et cela plus ou moins complétement.

Lorsque la paralysie du sphincter de l'iris et de l'accommodation est isolée, le symptôme objectif le plus frappant est la dilatation et l'immobilité de la pupille. Cette mydriase n'est cependant jamais aussi considérable que celle qui est produite par l'atropine, et le degré comme la durée de la dilatation ne sont pas même toujours en rapport direct avec le degré et la durée de la paralysie du pouvoir accommodatif. Quant aux symptômes subjectifs provoqués par cette dernière, ils sont les mêmes que dans la paralysie artificielle amenée par l'atropine. De tout ce que nous avons dit plus haut, il ressort que les malades se plaindront plus ou moins de cette affection, suivant l'état de leur réfraction.

Dans un œil normal, la vision des objets éloignés se fera sans difficultés, mais le malade accusera une vision trouble, confuse des objets rapprochés. Ainsi, par exemple, il lira le n° XX des échelles typographiques à 20′ de distance; mais il ne pourra lire de près ni écrire, et comme cet obscurcissement de la vision, à cause de la soudaineté de la paralysie, est survenu tout à coup, le malade en est généralement très-effrayé. Si nous constatons que la vue à distance est nette et qu'on la rend confuse par l'addition de verres convexes, tandis que la vue de près nécessite l'emploi de ces verres, le diagnostic est fait; il se trouve confirmé par l'état de la pupille, ordinairement dilatée et immobile.

Lorsque la paralysie de l'accommodation frappe un individu myope, les troubles visuels qu'il accusera dépendront surtout du degré de sa myopie. Un myope, dont le point le plus éloigné de la vision n'est situé qu'à 12 pouces, s'apercevra à peine que son accommodation est paralysée; il lira sans difficulté à la distance de son *punctum remotum* et se plaindra seulement que les objets situés au-delà de ce point ne lui paraissent pas nets (à cause de la largeur de la pupille), et les objets situés en deçà de ce point non plus à cause du défaut d'accommodation. Il en est déjà autrement pour un myope 1/20, lequel ne verra plus nettement en deçà de 20 pouces, par conséquent lira difficilement sans verres convexes, et accusera des troubles visuels analogues à ceux dont nous avons fait mention pour l'œil normal (emmétrope).

L'hypermétrope ne verra plus même de loin sans verres convexes; c'est lui qui est le plus troublé par une paralysie de l'accommodation, et son état ressemble à l'amblyopie. Pour éviter toute cause d'erreur, nous n'avons qu'à déterminer méthodiquement, à l'aide de verres, l'état de sa vision, et nous verrons bientôt que les verres convexes neutralisant son hypermétropie, ramènent une vision normale pour les objets éloignés. De ce que ces verres sont insuffisants pour la vue

de près, on conclura qu'il existe un défaut d'accommodation.

Tous ces phénomènes sont naturellement moins marqués dans les cas où la paralysie est incomplète ; le muscle
se fatigue plus vite, le malade éprouve le besoin d'éloigner
le livre des yeux, et il survient un ensemble de symptômes que nous avons décrits à l'occasion de l'asthénopie (voy. p. 88).

Quand le rameau ciliaire n'est pas seul frappé et que
la paralysie de la troisième paire est complète, on observe d'abord un ptosis (chute de la paupière supérieure) ;
en soulevant la paupière supérieure, on trouve la pupille
dilatée et peu mobile ; en même temps, l'œil, dévié en
dehors, ne peut pas se tourner en dedans au delà de la
ligne verticale qui traverse le centre de la fente palpébrale, ni se diriger en haut, ni directement en bas, mais
seulement en dehors et un peu en bas, à cause de la
persistance d'action du muscle droit externe et du muscle
grand oblique. Le diagnostic du degré de la paralysie et des
branches qu'elle atteint, n'est pas difficile, lorsqu'on connaît bien l'action isolée et associée des muscles de l'œil.

Les causes de la paralysie de l'accommodation sont très-
diverses et quelquefois assez obscures. On observe cette
affection sous l'influence de brusques variations de tempé-
rature ; c'est alors une des *paralysies* dites *rhumatismales*,
qui éclatent brusquement et dont la durée est très-variable.
D'autres fois cette paralysie reconnaît une *cause syphilitique*, soit que la syphilis ait donné naissance à une pé-

riostite qui comprime les nerfs dans la fente sphénoïdale, ou se propage à la gaîne du nerf; soit qu'une tumeur syphilitique devienne l'agent compressif; soit encore qu'elle ait provoqué une inflammation du nerf même, une névrite syphilitique.

Tandis que la paralysie de l'accommodation est parfois passagère et de peu d'importance, nous la trouvons souvent aussi comme premier symptôme d'affections profondes et très-graves. On a surtout lieu de considérer le siége du mal comme central quand les deux côtés sont pris à la fois, et diverses *affections cérébrales* peuvent devenir alors la cause de la mydriase qui ne tardera pas à se compliquer de la paralysie des autres branches de la troisième paire et d'autres nerfs crâniens en général. On a observé aussi que la dilatation de la pupille et l'affaiblissement de l'accommodation, surtout lorsque ces symptômes persistent ou récidivent fréquemment, précèdent parfois de plusieurs années des accès d'aberration mentale, surtout du délire des grandeurs. Une sensibilité particulière et excessive de la tête, à la percussion, apparaît alors en même temps que la mydriase.

Nous rencontrons une autre cause de paralysie de l'accommodation, plus fréquente peut-être qu'on ne l'admet généralement, dans la *diphthérie*. Il est très-probable que Follin a eu raison, en disant que les troubles visuels réunis sous le nom d'amaurose diphthéritique, et dont on a déjà fait mention dans le siècle dernier, peuvent être rapportés à la paralysie du muscle ciliaire; car nous avons vu plus haut que cette dernière empêche certains hypermétropes de voir nettement de loin comme de près. Donders a le premier, en 1861, attiré de nouveau l'attention sur les cas fréquents de mydriase après des affections diphthéritiques.

Les paralysies musculaires consécutives aux angines diphthéritiques, s'observent encore en d'autres points du corps, en particulier au voile du palais ; mais la paralysie accommodative ne s'accompagne que rarement, dans ces cas, de paralysie d'autres branches de la troisième paire.

La paralysie de l'accommodation consécutive à la diphthérie se présente presque toujours dans les deux yeux, quoique à de différents degrés. Donders fait remarquer que cette paralysie double de l'accommodation, sans autre paralysie des muscles de l'œil ou des paupières, est un fait excessivement rare chez les adultes du moins, et peut nous faire supposer d'emblée que la faiblesse accommodative résulte de l'affection diphthéritique. Le pronostic est très-favorable dans ces sortes de parésies, et il importe, tant à ce point de vue que pour éclairer le traitement, de toujours rechercher, lorsqu'une paralysie de l'accommodation se présente, si elle n'a pas été précédée d'un mal de gorge.

Un affaiblissement plus ou moins considérable de l'accommodation survient aussi quelquefois pendant la convalescence, après des maladies graves qui ont amené une perte considérable des forces générales, telles que les fièvres typhoïdes, les pneumonies et pleurésies de longue durée, etc. Dans ces cas, tout le système musculaire offre une faiblesse analogue, et le muscle ciliaire en est atteint comme les autres muscles. On a voulu attribuer

également à la faiblesse générale les symptômes de paralysie consécutifs à la diphthérite ; mais si l'on réfléchit que
dans bien des cas, cette faiblesse générale n'existe pas
après l'affection diphthéritique, que les malades se plaignent uniquement d'un trouble visuel, que de tous les
muscles du corps, ceux du voile du palais, de l'accommodation et de l'iris sont seuls atteints, on est obligé
d'admettre un processus morbide particulier. Il est bien
plus difficile de décider si l'altération du sang (la diphthérite) provoque dans les organes centraux des altérations
secondaires, cause des phénomènes paralytiques, ou si
la paralysie est un symptôme secondaire d'une intoxi-
cation du sang, prenant sa source dans la maladie locale
(Bretonneau).

Quoi qu'il en soit, nous ne considérons pas cette paralysie diphthéritique comme une affection grave, et avec
un régime nourrissant et des médicaments toniques (sulfate
de quinine, fer, etc.), on voit survenir, dans la plupart des
cas, une guérison complète.

Dans les autres formes de paralysie accommodative,
le *traitement* variera suivant la cause du mal. Pour les
paralysies rhumatismales qui, le plus souvent, cèdent
spontanément au bout de quelques semaines ou de quelques mois, on a l'habitude d'employer des vésicatoires
ou une pommade à la vératrine en frictions sur le
pourtour de l'orbite, et le seigle ergoté à l'intérieur. S'il
existe une cause syphilitique, on emploiera le traitement
spécifique, et si le système nerveux est atteint d'une
manière plus générale, on devra régler la manière de

vivre et le traitement suivant les règles générales appli-
cables à ces cas.

En dehors de cela, nous devrons traiter l'état des
yeux, c'est-à-dire la mydriase et la paralysie de l'accommodation. Quant à la première, il est facile d'obtenir, par
l'emploi de l'extrait de calabar (voyez plus loin), le rétrécissement de la pupille; il faut cependant user de quelque
précaution dans les instillations de cet extrait, qui, employé pendant longtemps, irrite l'œil et fatigue le sphincter
de l'iris.

Quant aux verres convexes qu'il faut choisir dans la
paralysie de l'accommodation, leur degré doit dépendre
nécessairement de l'acuité visuelle et du genre d'occupation du malade. Lorsque, par rapport à ces circonstances,
il est indiqué de placer le point de la vision distincte à
6 pouces devant les yeux, il faudra prescrire des verres
convexes n° 6 ou 5, ou des verres un peu plus faibles,
lorsque la paralysie de l'accommodation est incomplète.
On fera donc lire d'abord le malade à l'aide de verres convexes remplaçant entièrement la force d'accommodation;
peu à peu, on emploiera des verres convexes un peu plus
faibles pour l'obliger à faire de petits efforts d'accommodation, gymnastique très-utile, si l'on a soin de limiter les
exercices de façon qu'ils ne causent jamais de fatigue. On
fait ainsi lire le malade à 10 pouces d'abord avec des
verres convexes n° 10, puis on prend n° 12, n° 14, et
ainsi de suite, de plus en plus faibles. — Si la paralysie de
l'accommodation n'existe que dans un œil, il faut se
guider pour l'emploi et le choix d'un verre convexe sur
le sentiment du malade. Souvent il préfère se servir de

ses deux yeux en plaçant, pendant qu'il lit ou écrit, un
verre convexe, parfois très–léger, devant l'œil atteint.
L'exclusion de l'œil est plus rarement nécessaire, à moins
qu'il n'existe encore d'autres paralysies musculaires et
de la diplopie.

Spasme de l'accommodation. — Il est devenu très-
facile d'établir les phénomènes du spasme de l'accommodation, depuis que l'on peut produire à volonté cet état
par l'emploi de la fève de Calabar. L'introduction de
ce médicament dans la pratique ophthalmologique par
Frazer (1) et Roberston (2), a doté la science du premier
véritable myotique dont les effets ont été soumis depuis
à un grand nombre d'expériences, tant au point de vue de
son action générale (Harley, Hulke), que de son action
locale (Bowman, Sœlberg-Wells, de Graefe, Rosenthal,
Schelske, Hamer et Donders). Avant le calabar, on avait
essayé, pour produire le rétrécissement de la pupille, de
toutes sortes de substances, dont quelques-unes (santo-
nine, nicotine, aconite, digitaline) ont, en effet, quelque
action myotique, mais ne peuvent être employées à cause
de leurs propriétés irritantes. Les meilleurs résultats
avaient été obtenus par les injections hypodermiques de
morphine, à la suite desquelles de Graefe avait observé
non-seulement le resserrement de la pupille, mais aussi
un certain degré de spasme de l'accommodation.

(1) Voy. U. Frazer, *Dissert. inaug.*, soutenue à Édimbourg le 31 juillet
1862.

(2) Voy. Roberston, *Edinb. medico-surg. Society*, 4 février 1863.

La première préparation de calabar en usage, était un extrait alcoolique; plus tard on a obtenu l'alcaloïde connu sous le nom de *phytostigmine*, ou *ésérine*. Je me sers de préférence ou d'une excellente solution qui m'a été préparée par M. Blondeau (1), ou du papier calabariné (préparé par la méthode de M. Streatfield).

Une goutte de l'extrait ordinaire, portée dans le sac conjonctival, produit un resserrement considérable de la pupille, accompagné de spasme du muscle ciliaire. La contraction du sphincter commence de cinq à dix minutes après l'instillation, atteint son maximum dans trente à quarante-cinq minutes et disparaît après deux ou trois jours. La pupille se rétrécit jusqu'à 1 1/2 et 2 millimètres de diamètre, mais cette pupille rétrécie n'est pas immobile : elle réagit contre les différences d'intensité dans l'éclairage. La forme ronde de la pupille perd de sa régularité. —Quant à l'action du calabar sur le muscle ciliaire, elle est démontrée par les symptômes suivants : Le point le plus éloigné et le point le plus rapproché de la vision distincte sont déplacés et considérablement rapprochés de l'œil; en un mot, il se manifeste une myopie soudaine. Un symptôme très-important, c'est l'intensité avec laquelle l'accommodation entre en jeu à la moindre impulsion de la volonté (Donders). Enfin les objets paraissent agrandis (macropsie), phé-

(1) Cette solution est préparée de la manière suivante :

Extrait éthéré de fèves de Calabar.. $0^{gr},05$
Eau distillée.................. 30 grammes.

L'extrait ainsi délayé donne un liquide trouble que l'on rend clair par l'addition d'un peu d'ammoniaque liquide à 22 degrés (pour la quantité ci-dessus, $1^{gr},50$).

nomène qui s'explique d'une manière analogue à la micropsie produite par l'atropine (voyez plus haut). — L'effet du Calabar sur le muscle ciliaire est plus faible et moins durable que son effet sur le muscle de l'iris; en prenant une dose très-faible, on peut obtenir le rétrécissement de la pupille, sans altération de l'état de réfraction de l'œil. Cette altération, en employant une dose moyenne, dure à peu près une heure, et se maintient pendant plusieurs heures, lorsque la dose du myotique est très-grande; dans ce dernier cas, il cause une douleur assez vive et persistante. — En administrant le calabar et l'atropine simultanément ou rapidement l'une après l'autre, on voit d'abord la pupille se rétrécir un peu, en même temps que le spasme de l'accommodation se manifeste; mais bientôt la pupille se dilate, l'accommodation faiblit, et l'action de l'atropine est évidemment la plus forte et la plus durable. Cependant, lors même que par l'atropine on a frappé le sphincter de l'iris et le muscle ciliaire de paralysie absolue, le calabar instillé dans ces conditions montre son activité, en diminuant le diamètre de la pupille, et plus encore en agissant sur l'accommodation. En répétant alors les instillations de calabar, on peut affaiblir et abréger considérablement l'effet de l'atropine.

Les expériences analogues à celles faites pour l'atropine, ont démontré que le calabar, agissant par contact immédiat, produit une excitation tétaniforme sur les extrémités périphériques du moteur oculaire commun; d'après d'autres recherches, cette substance paraît intéresser directement les fibres musculaires du sphincter et du muscle ciliaire. Quoi qu'il en soit, si l'action de la fève de Calabar sur les muscles de l'iris et de l'accommodation animés par le nerf oculo-moteur commun, paraît hors de doute, son influence sur le nerf sympathique est assez problématique. Donders, appuyé sur des considérations très-ingénieuses (tirées du fait que le resserrement de la pupille persiste, lorsque le spasme du muscle cilaire a déjà cessé), se prononce en faveur d'une influence déprimante du calabar sur le grand sympathique.

Les propriétés particulières de la fève de Calabar indiquent son emploi thérapeutique en différentes circonstances. Ainsi cette substance peut servir à diminuer les inconvénients de la mydriase produite par l'atropine et à en abréger la durée. D'ailleurs, quelle que soit la cause de la mydriase ou de la paralysie de l'accommodation, le calabar combattra toujours ces symptômes, mais n'empêchera pas leur retour si la cause persiste. — On a vanté aussi les instillations du calabar dans les cas de petits prolapsus d'iris dont la réduction, lorsqu'ils sont de date récente, se fait rapidement par la contraction du sphincter. — Le rétrécissement de la pupille produit par le calabar, agit aussi très-favorablement sur la force visuelle dans tous les cas (opacité de la cornée, kératoconus, luxation du cristallin), où l'appareil sténopéique améliore la vision, ainsi que dans l'aphakie, lorsqu'il y a des restes de capsule dans la périphérie du champ pupillaire. — D'après ce que nous avons dit de l'effet du calabar sur le muscle de l'accommodation, on n'aura pas de peine à comprendre qu'il délivre temporairement les hypermétropes de leur asthénopie, en même temps que par le resserrement de la pupille les cercles de diffusion deviennent plus petits. C'est aussi par cette dernière conséquence de l'emploi du calabar, qu'il résulte une augmentation de l'acuité visuelle pour les myopes, qui distinguent alors plus nettement les objets éloignés.

M. de Graefe a aussi proposé l'emploi de la fève de Calabar concurremment avec l'atropine, afin de produire des mouvements alternatifs de dilatation et de resserrement de l'iris, dans le but de déchirer des synéchies. Il a utilisé également le rétrécissement artificiel de la pupille avant de pratiquer l'iridectomie, dans les cas de glaucôme où la pupille est fortement dilatée et la chambre antérieure très-étroite, ce qui rend l'opération dangereuse, à cause de la facilité avec laquelle on lèse le cristallin dans des cas pareils.

Le *spasme de l'accommodation* produit en dehors de l'usage des myotiques, se montre sous plusieurs formes. Ainsi toutes les fois qu'une cause quelconque, par exemple un peu de poussière ou un autre petit corps étranger tombé dans le sac conjonctival ou sur la cornée, produit une irritation de l'œil, nous observons un certain degré de myosis et de spasme d'accommodation, de durée passagère. Un autre genre de spasmes dépend des efforts excessifs et trop prolongés du muscle ciliaire, que nous constatons chez tous les individus (amblyopes, astigmates) qui cherchent à obtenir de grandes images rétiniennes en rapprochant les petits objets le plus possible de leurs yeux. Chez les myopes, où nous rencontrons fréquemment un certain degré de spasme accommodatif, nous pouvons l'attribuer à la prédilection bien connue de ces malades pour de petits objets, à l'excès de tension du système accommodateur pendant un travail continu, surtout quand ils travaillent dans de mauvaises conditions d'éclairage. Mais c'est surtout chez les hypermétropes que nous constatons une certaine prédisposition à une tonicité excessive du muscle ciliaire. Chez eux, en effet, la vision ne peut s'effectuer à aucune distance sans des efforts d'accommodation, qui finissent par amener un état de tension permanente du muscle ciliaire, puis, par un excès de travail, un véritable spasme du même muscle. Nous savons, en effet, que la fatigue musculaire produit dans de certaines conditions, un état de contracture tétanique, par exemple dans la crampe des écrivains.

Enfin on a rencontré le spasme de l'accommodation comme un symptôme réflexe d'autres névroses, par exemple des nerfs facial et ophthalmique (de Graefe).

Les symptômes de cette affection, en dehors du myosis qui l'accompagne presque toujours, varient selon l'état de réfraction de l'individu qui en est atteint. Dans un œil normal (emmétrope), le spasme de l'accommodation produit une myopie soudaine ; dans un œil myope, la myopie augmente soudainement ; un œil hypermétrope enfin devient moins hypermétrope, sa réfraction peut paraître normale, plus encore, l'hypermétrope peut devenir myope. En effet, si le spasme de l'accommodation est assez grand, il pourra suffire pour ramener le foyer des rayons lumineux, réunis chez l'hypermétrope dans un point derrière la rétine, jusque sur la rétine, et même dans un point situé en avant de cette membrane. —Chez toutes les personnes

atteintes du spasme d'accommodation, nous constatons
que les efforts pour travailler de près et chez les hypermétropes même la vision des objets éloignés, s'accompagnent de fortes douleurs oculaires et périorbitaires. Ces
symptômes d'asthénopie sont parfois tellement frappants
qu'ils attirent toute notre attention. Si l'on veut s'assurer
qu'ils sont causés par le spasme du muscle ciliaire, il
suffit d'essayer l'effet de l'atropine, dont les applications
sur l'œil doivent parfois être répétées à plusieurs reprises,
parce que le muscle ne cède pas toujours immédiatement
à l'influence de ce mydriatique. Nous verrons alors la
myopie soudaine diminuer, ou disparaître, ou même se
changer en hypermétropie, changement qui ne pourra
étonner d'après ce que nous venons de dire.

Le *traitement* consiste surtout dans le repos des yeux,
et dans l'immobilisation du muscle ciliaire à l'aide de
l'atropine. Il est quelquefois nécessaire de continuer ce
traitement pendant longtemps avant de voir cesser le
spasme. D'autres fois on le voit reparaître aussitôt que l'on
cesse l'emploi de l'atropine, dont l'usage, par conséquent,
devient quelquefois indispensable pendant des mois
entiers.

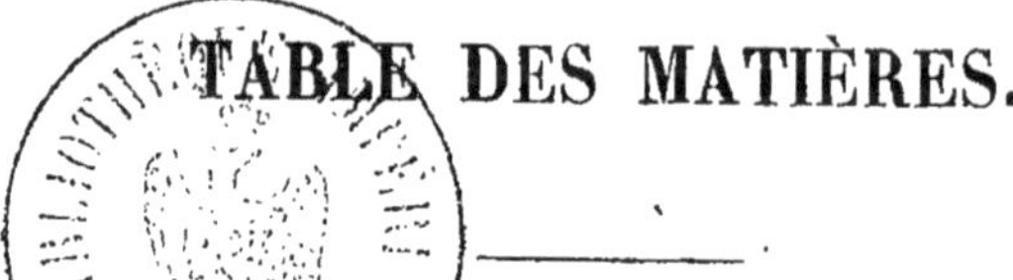TABLE DES MATIÈRES.

FIN DE LA TABLE DES MATIÈRES.

Paris. — Imprimerie de E Martinet, rue Mignon, 2.

CC

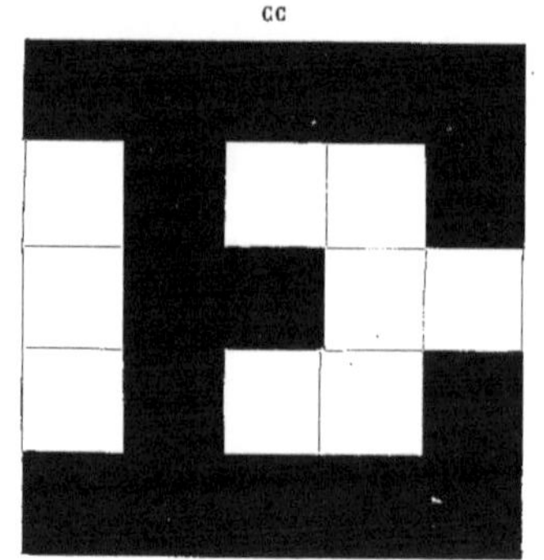

G
C B
LXX
D L N
L
P T R S
XL
F Z B D E
XXX
S L C T G O
XX
V P E O R F D Z